高职高专药学类专业实训教材

药剂学实训

主　编　刘　丽

副主编　汤　洁　周光姣

编　者（以姓氏笔画为序）
王园园（亳州职业技术学院）
开伟华（铜陵职业技术学院）
刘　丽（安徽医学高等专科学校）
汤　洁（合肥职业技术学院）
周光姣（亳州职业技术学院）
季婷婷（安徽医学高等专科学校）

东南大学出版社
SOUTHEAST UNIVERSITY PRESS
·南京·

图书在版编目(CIP)数据

药剂学实训 / 刘丽主编. —南京：东南大学出版社,2013.9

高职高专药学类专业实训教材 / 王润霞主编

ISBN 978-7-5641-4521-7

Ⅰ. ①药… Ⅱ. ①刘… Ⅲ. ①药剂学—教材

Ⅳ. ①R94

中国版本图书馆 CIP 数据核字(2013)第 222998 号

药剂学实训

出版发行	东南大学出版社
出 版 人	江建中
社　　址	南京市四牌楼 2 号
邮　　编	210096
经　　销	江苏省新华书店
印　　刷	南京工大印务有限公司
开　　本	787 mm×1 092 mm　1/16
印　　张	5.25
字　　数	128 千字
版　　次	2013 年 9 月第 1 版第 1 次印刷
书　　号	ISBN 978-7-5641-4521-7
定　　价	15.00 元

＊本社图书若有印装质量问题,请直接与营销部联系,电话:025—83791830。

高职高专药学类专业实训教材编审委员会
成 员 名 单

主 任 委 员：陈命家

副主任委员：方成武　王润霞　佘建华　程双幸

张伟群　曹元应　韦加庆　张又良

王　平　甘心红　朱道林

编委会成员：（以姓氏笔画为序）

王万荣　王甫成　刘　丽　刘　玮

刘修树　闫　波　江　勇　杨冬梅

宋海南　张宝成　范高福　郏枝花

周建庆　俞晨秀　夏成凯　徐　蓉

訾少锋　褚世居

秘 书 组：周建庆　胡中正

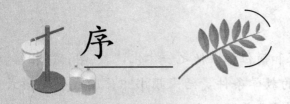

序

　　《教育部关于"十二五"职业教育教材建设的若干意见》(教职成〔2012〕9 号)文中指出:"加强教材建设是提高职业教育人才培养质量的关键环节,职业教育教材是全面实施素质教育,按照德育为先、能力为重、全面发展、系统培养的要求,培养学生职业道德、职业技能、就业创业和继续学习能力的重要载体。加强教材建设是深化职业教育教学改革的有效途径,推进人才培养模式改革的重要条件,推动中高职协调发展的基础工程,对促进现代化职业教育体系建设、切实提高职业教育人才培养质量具有十分重要的作用。"按照教育部的指示精神,在安徽省教育厅的领导下,安徽省示范性高等职业技术院校合作委员会(A 联盟)医药卫生类专业协作组组织全省 10 余所有关院校编写了《高职高专药学类实训系列教材》(共 16 本)和《高职高专护理类实训系列教材》(13 本),旨在改革高职高专药学类专业和护理类专业人才培养模式,加强对学生实践能力和职业技能的培养,使学生毕业后能够很快地适应生产岗位和护理岗位的工作。

　　这两套实训教材的共同特点是:

　　1. 吸收了相关行业企业人员参加编写,体现行业发展要求,与职业标准和岗位要求对接,行业特点鲜明。

　　2. 根据生产企业典型产品的生产流程设计实验项目。每个项目的选取严格参照职业岗位标准,每个项目在实施过程中模拟职场化。护理专业实训分基础护理和专业护理,每项护理操作严格按照护理操作规程进行。

　　3. 每个项目以某一操作技术为核心,以基础技能和拓展技能为依托,整合教学内容,使内容编排有利于实施以项目导向为引领的实训教学改革,从而强化了学生的职业能力和自主学习能力。

　　4. 每本书在编写过程中,为了实现理论与实践有效地结合,使之更具有实践性,还邀请深度合作的制药公司、药物研究所、药物试验基地和具有丰富临床护理经验的行业专家参加指导和编写。

5. 这两套实训教材融合实训要求和岗位标准使之一体化，"教、学、做"相结合。在具体安排实训时，可根据各个学校的教学条件灵活采用书中体验式教学模式组织实训教学，使学生在"做中学"，在"学中做"；也可按照实训操作任务，以案例式教学模式组织教学。

成功组织出版这两套教材是我们通过编写教材促进高职教育改革、提高教学质量的一次尝试，也是安徽省高职教育分类管理和抱团发展的一项改革成果。我们相信通过这次教材的出版将会大大推动高职教育改革，提高实训质量，提高教师的实训水平。由于编写成套的实训教材是我们的首次尝试，一定存在许多不足之处，希望使用这两套实训教材的广大师生和读者给予批评指正，我们会根据读者的意见和行业发展的需要及时组织修订，不断提高教材质量。

在教材编写过程中，安徽省教育厅的领导给予了具体指导和帮助，A联盟成员各学校及其他兄弟院校、东南大学出版社都给予大力支持，在此一并表示诚挚的谢意。

安徽省示范性高等职业技术院校合作委员会

医药卫生协作组

前　言

　　《药剂学实训》是药物制剂技术课程的重要组成部分，是药学专业教学的专业核心课程，也是学生掌握和理解药剂学中基本理论和制备的重要手段。通过实训使学生加深理解和巩固在课堂中所学的理论知识，掌握药物制剂技术的基本技能，培养学生严谨的科学作风。在实训中，要求学生通过对典型剂型和常用制剂的制备，掌握各类剂型的基本操作和实际技能，熟练掌握常用仪器的正确操作。为学生将来从事制剂研究与生产提供一个实践基础。

　　本实训教材包括：痱子粉的制备、冰硼散的制备、板蓝根颗粒的制备、胶囊剂的制备、滴丸剂的制备、中药丸剂的制备、片剂的制备、片剂的质量检查、复方碘溶液的制备、炉甘石洗剂的制备、乳剂的制备、软膏剂的制备、甘油栓的制备、膜剂的制备等 14 个基础性实训项目，以及片剂的制备、片剂的包衣、片剂的包装与储存等 3 个仿真综合性实训项目。

　　本实训教材限于水平，难免有误，在使用过程中我们会不断总结经验，收集反映，以便进一步修正提高。

编者

2013 年 6 月

目　录

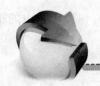

一、实训须知

（一）教学目的

药物制剂技术实训是药剂学教学的重要组成部分，是理论与实践相结合的主要方式之一。根据本专业的培养目标，药物制剂技术实训应达到如下目的：

1. 通过典型的药物制剂制备，掌握各类剂型的特点、性质、制备方法及质量控制等，以验证、巩固和深化扩展课堂教学的基本理论与知识。

2. 通过实训操练使学生掌握药物制剂的基本操作方法与技能，熟悉药物制剂生产中常用设备和检测仪器的结构、性能及使用保养方法。

3. 结合课堂理论教学内容，查阅并分析有关实验内容和文献资料，培养学生具有查阅和使用文献资料的能力，并具有实验设计的初步能力。

4. 培养学生训练操作技术，有正确的实验观察能力和科学的思维方法，以及实事求是地记录习惯和独立总结实验资料的能力。

（二）药剂学实训规则

为达到以上目的，特制定如下实训规则：

1. 预习试验内容　要明确试验目的与要求。对处方中药物性质配制原理、操作步骤、操作关键等，做到心中有数并合理安排实验时间。

2. 遵守实验纪律　应保持实验室内安静，不得无故迟到或早退，不得擅离实验操作岗位甚至高声谈笑。如发生差错事故或异常现象，应随时报告老师查明原因，及时解决。应注意安全，严防火灾、烧伤或中毒事件发生。

3. 杜绝差错事故　称取药品时，要在拿取、称量和放回时进行 3 次校对；处方中如有毒性药品，须仔细检查是否超过剂量，称量时须经实验指导老师校对，在专用的天平上称量。称量完毕应盖好瓶塞，放回原处。实验成品应写明名称、规格、配制者、配制时间及组号，交实验指导老师验收。

4. 爱护仪器药品　实训仪器、药品应妥善保管、存放和使用。如有破损缺少必须立即报告实训指导老师，并填写仪器药品报损表，然后到制备室酌情赔偿后补领。实训组合用的仪器药品，每次实训前应检查核对后再使用。实训指导老师对破损的仪器药品应查明原因，结合院校对仪器破损处理方法提出处理意见。

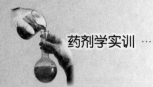
5. 保持室内整洁　学生进入实训室必须穿戴工作衣帽。实训完毕应将本组实训台、实训架等整理洁净方可离开。实训小组轮流值日,主要负责实训室内、走廊地面、门窗的洁净卫生整洁以及废物缸的清理工作,将水、电、窗关好。

6. 写好实训报告　实训报告是考查学生分析总结实训资料能力和写作能力的重要方面,是评定实训成绩的主要依据。

二、基本知识与技能

(一)药物剂型的分类

1. 按物质形态分类

(1)液体剂型:通常是将药物溶解或分散在一定的溶媒中而制成。如:芳香水剂、溶液剂、注射剂、合剂、洗剂、搽剂等。

(2)固体剂型:通常将药物和一定的辅料经过粉碎、过筛、混合、成型而制成,一般需要特殊的设备。如:散剂、丸剂、片剂、膜剂等。

(3)半固体剂型:将药物和一定的基质经熔化或研匀混合制成。如:软膏剂、糊剂、凝胶剂等。

(4)气体剂型:将药物溶解或分散在常压下沸点低于大气压的医用抛射剂(propellants)压入特殊的给药装置制成,称为气雾剂。

2. 按分散系统分类

(1)真溶液型:药物以分子或离子状态分散在一定的分散介质中,形成均匀分散体系。如:芳香水剂、溶液剂、糖浆剂、甘油剂、醑剂和注射剂等。

(2)胶体溶液型:以高分子分散在一定的分散介质中形成的均匀分散体系,也称为高分子溶液。如:胶浆剂、火棉胶剂和涂膜剂等。

(3)乳剂型:油类药物或药物的油溶液以微小液滴状态分散在分散介质中形成的非均匀分散体系。如:口服乳剂、静脉注射脂肪乳剂,以及部分软膏剂、部分搽剂等。

(4)混悬型:固体药物以微粒状态分散在分散介质中形成的非均匀分散体系。如:合剂、混悬剂等。

(5)气体分散型:液体或固体药物以微滴或微粒状态分散在气体分散介质中形成的分散体系。如:气雾剂。

3. 按给药途径分类

按照给药途径分类,剂型通常可分成两大类,即经胃肠道给药剂型和非经胃肠道给药剂型。

（1）经胃肠道给药剂型：药物制剂经口服给药,经胃肠道吸收发挥作用。如:口服溶液剂、乳剂、混悬剂、散剂、颗粒剂、胶囊剂、片剂等。

（2）非经胃肠道给药剂型(指除口服给药以外的其他途径的给药剂型)。

①注射给药:使用注射器直接将药物溶液、混悬液或乳剂等注射到不同部位的给药。如:静脉注射、肌内注射、皮下注射、皮内注射、脊椎腔内注射等。

②呼吸道给药:利用抛射剂或压缩气体使药物雾化吸入或直接利用吸入空气将药物粉末雾化吸入肺部的给药。如:气雾剂、喷雾剂等。

③皮肤给药:给药后在局部起作用或经皮吸收发挥全身作用。如:外用溶液、洗剂、搽剂、硬膏剂、糊剂、贴剂等。

④黏膜给药:在眼部、鼻腔、舌下等部位的给药,药物在局部作用或经黏膜吸收发挥全身作用。如:滴眼剂、滴鼻剂、眼用软膏、含漱剂、舌下片剂等。

⑤腔道给药:用于直肠、阴道、尿道、鼻腔、耳道等部位的给药,腔道给药可起局部作用或经吸收发挥全身作用。

（二）药物制剂基本理论

1. 溶解理论

（1）药物的溶解度、溶解速度:在一定温度下,药物在某溶剂(常为水)中所能溶解的最大浓度称为溶解度。单位时间内溶解药物的量称为溶解速度。

（2）影响溶解度的因素

1）温度:绝大多数药物的溶解是一吸热过程,故其溶解度随温度的升高而增大。但氢氧化钙、MC 等物质的溶解正相反。

2）粒子大小:对于可溶性药物,粒子大小对溶解度没有影响;对于难溶性药物,其溶解度和粒子大小成反比。

小粒子必须小于 1 μm,其溶解度才有明显变化。当粒子小于 0.01 μm 时,如再进一步减小,不仅不能提高溶解度,反而减小溶解度(因为粒子带电之故)。

3）晶型:不同晶格排列的结晶,称多晶型。

晶型不同,晶格能不同。具有最小晶格能的晶型最稳定,有较小的溶解度和溶解速度;其他晶型的晶格能较稳定型大,称为亚稳定型,有较大的溶解度和溶解速度。无定形由于无晶格,自由能大,溶解度和溶解速度均较结晶型大。

4）溶剂化物:药物在结晶过程中,因溶剂分子加入而使结晶的晶格发生改变,得到的结晶称为溶剂化物。溶剂化物和非溶剂化物的熔点、溶解度和溶解速度等不同,多数情况下,溶解度和溶解速度按水化物＜无水物＜有机溶剂化物排列。

5）pH:有机弱酸、有机弱碱的溶解度受 pH 影响很大。弱酸性药物随着溶液 pH 升高,其溶解度增大;弱碱性药物的溶解度随着溶液的 pH 下降而升高。

两性化合物在等电点＝pH 时,溶解度最小。

6）同离子效应:使溶解度下降。

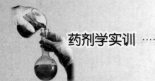

7）其他：电解质溶液中加入非电解质（如乙醇等），由于溶液的极性降低，电解质的溶解度下降；非电解质中加入电解质，由于电解质的强亲水性，破坏了非电解质与水的弱的结合键，使溶解度下降。

（3）影响溶解速度的因素：药物的溶解符合下列方程：

$$dC/dt = DS(C_s - C)/\Delta V$$

式中：dC/dt——溶出速度；D——溶质在溶出介质中的扩散系数；S——固体的表面积；C_s——溶质在溶出介质中的溶解度；C——t 时间溶液中溶质的浓度；V——溶出介质的体积。

从上式可知，影响溶解速度的因素有：

1）温度：温度越高，溶解速度越大。

2）搅拌：搅拌可减小扩散层的厚度。

3）粒子大小：粒子越小，溶解越快。

（4）增加药物溶解度的方法

1）增溶作用：由于表面活性剂胶团的作用，增大难溶性药物溶解度的过程称为增溶。影响增溶的因素：增溶剂的性质、药物的性质、温度、加入顺序。

2）助溶作用：由于第三种物质的加入，在溶剂中形成可溶性的络合物或复合物，从而增加难溶性药物溶解度的过程称为助溶。常用的助溶剂有：

①有机酸及其钠盐：苯甲酸（钠）、水杨酸（钠）、对氨基苯甲酸等。

②酰胺类：乌拉坦、尿素、烟酰胺、乙酰胺等。

③无机盐类：碘化钾等。

3）成盐要考虑盐的溶解性、毒性、刺激性等。

4）改变溶媒。

5）改变药物分子结构。

2. 表面活性剂　表面活性剂的概念及结构：表面活性剂是指具有固定的亲水亲油基团，并能使表面张力显著下降的物质。其结构中，烃链碳原子在 8 个以上。

1）表面活性剂的种类：阴离子型表面活性剂、阳离子型表面活性剂、两性离子型表面活性剂、非离子型表面活性剂。

2）表面活性剂的特性

①表面吸附、定向排列。

②胶团的形成。

③亲水亲油平衡值（HLB 值）：将非离子型表面活性剂的 HLB 值定为 0～20，HLB 值越高，亲水性越强；HLB 值越低，亲油性越强。不同 HLB 值表面活性剂的作用不同。

④起浊与浊点：表面活性剂的溶液加热到某一温度时，溶液由澄明变为混浊的现象称为起浊。溶液由澄明变混浊的温度称为浊点。

起浊为一可逆现象，起浊与氢键的形成与否有关，含聚氧乙烯基的表面活性剂具起浊现象。

⑤毒性：从毒性、刺激性、溶血作用三个方面考察。

一般以阳离子型最大，其次为阴离子型，非离子型毒性最小。

阳离子型和阴离子型均具有强烈的溶血作用，非离子型的溶血作用较小。

吐温类的溶血作用顺序为:吐温-20＞吐温-60＞吐温-40＞吐温-80。

⑥生物学性质。

3)表面活性剂的应用:增溶剂、乳化剂、润湿剂、起泡剂与消泡剂、去污剂、其他。

3. 药物制剂的稳定性

(1)药物制剂不稳定的结果

1)有效性降低:如乙酰水杨酸水解后,解热镇痛作用下降。

2)毒副作用增加:如乙酰水杨酸水解后,对胃肠道的刺激性增加。

3)使用不便:如混悬粒子凝固、结块后,造成不便使用。

4)外观不合格:如维生素C氧化变黄后,澄明度不合格。

(2)不稳定性范围

1)化学不稳定性:药物与药物、溶剂、辅料、容器、杂质、外界因素之间产生化学反应而使药剂降解变质,如氧化、水解、异构化、聚合、脱羧等。

2)物理不稳定性:仅是药物的物理性质(即外观性状)改变,化学结构不变,但影响使用,不适合于临床作用要求。如乳剂的乳析、破裂,混悬粒子的沉降、凝固、结块,片剂的崩解迟缓。

3)生物不稳定性:由于微生物污染生长,引起药剂的霉败分解变质。

(3)制剂中药物的降解途径:药物的降解途径主要有氧化、水解、脱羧、异构化、聚合等,最常见的是氧化、水解。

(4)药物制剂稳定性试验方法:留样观察法、加速试验法。

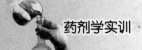

三、基础性实训

实训一 痱子粉的制备

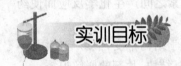
实训目标

1. 掌握散剂痱子粉的制备工艺过程。
2. 掌握含共熔成分散剂的制备方法。

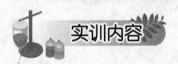
实训内容

（一）实训相关知识

1. 基本概念和原理 散剂系指一种或数种药物均匀混合而制成的粉末状制剂。根据散剂的用途不同其粒径要求有所不同，一般的散剂能通过 6 号筛（100 目，150 μm）的细粉含量不少于 95%；难溶性药物、收敛剂、吸附剂、外用散能通过 7 号筛（120 目，125 μm）的细粉含量不少于 95%；眼用散应全部通过 9 号筛（200 目，75 μm）等。

2. 散剂的制备工艺流程 见图 1-1。

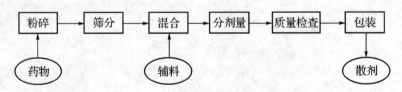

图 1-1 散剂的制备工艺流程

3. 散剂制备操作要点

（1）称取：正确选择天平，掌握各种结聚状态的药品的称重方法。

（2）粉碎：是制备散剂和有关剂型的基本操作。要求根据药物的理化性质、使用要求，合理地选用粉碎工具及方法。

（3）过筛：掌握基本方法，明确过筛操作应注意的问题。

（4）混合：混合均匀度是散剂质量的重要指标，特别是含少量医疗用毒性药品及贵重药品的散剂，为保证混合均匀，应采用等量递加法（配研法，即先将量小的组分与等体积量大的组分混匀，再加入与混合物等体积量大的组分再混匀，如此倍量增加直至量大的组分加完并混合均匀。对含有少量挥发油及共熔成分的散剂，可用处方中其他成分吸收，再与其他成分混合。

（5）包装：分剂量散剂包五角包、四角包、长方包等包装方法。

（6）质量检查：根据药典规定进行。

4. 含共熔成分的散剂　当两种或两种以上药物经混合后出现湿润或液化的现象称为共熔现象，此混合物称为共熔混合物（图1-2）。含有共熔组分的散剂是否采取共熔方法制备，应根据共熔后对药理作用的影响及处方中含有其他固体成分的数量而定，一般有以下几种情况：①若药物共熔后药理作用较单独混合有利，则宜采用共熔法。②某些药物共熔后，药理作用几乎没有变化，但处方中固体组分较多时，可先将共熔组分进行共熔处理，再以其他组分吸收混合，使其分散均匀。③处方中如含挥发油或其他足以溶解共熔组分的液体时，可先将共熔组分溶解，然后再借助喷雾法或一般混合法与其他固体成分混匀，过筛，分装。

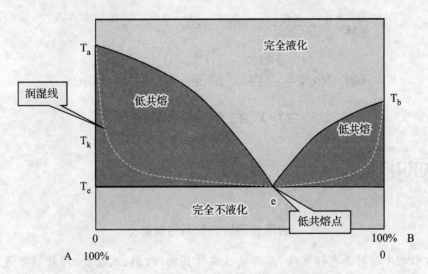

图1-2　低共熔现象

5. 制备注意事项

（1）处方中成分较多，应按处方药品顺序将药品称好。

（2）处方中薄荷脑、樟脑为共熔组分，研磨混合时形成共熔混合物并产生液化现象。共熔成分在全部液化后，需先以少量滑石粉吸收后，再与其他组分混匀。

（3）因滑石粉与其他组分相比体积过大，为混合均匀，应采用等量倍增法加入。

（4）处方中樟脑、薄荷脑具有清凉止痒作用，硼酸具有轻微消毒防腐作用，滑石粉可吸收皮肤表面的水分及油脂，故用于治疗痱子、汗疹等。

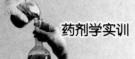

（二）实训所需仪器与材料

天平、研钵、药筛（100目）等。

处方：薄荷脑　　　0.5 g

　　　樟脑　　　　0.5 g

　　　硼酸　　　　2.5 g

　　　氧化锌　　　3.0 g

　　　滑石粉　　　43.5 g

（三）实施要点

取薄荷脑、樟脑混合研磨至共熔液化，先加少量滑石粉吸收研匀，再将硼酸、氧化锌研成细粉，加入上述混合物中研匀，最后按等量递增法加滑石粉研匀，过100目筛即得。

工艺流程图如图1-3：

薄荷脑 樟脑 —研磨→ 低共熔物+滑石粉

　　　　　　　　　↓吸收

硼酸、氧化锌 —分别研细 混合→ 混合细粉 —+滑石粉 等量递增→ 过100目筛

图1-3　痱子粉的制备工艺流程

 **知识拓展**

含液体药物的散剂的制备

在复方散剂中有时含有挥发油、非挥发性液体药物、酊剂、流浸膏、药物煎汁等液体组分。对这些液状组分应根据其性质、剂量及方中其他固体粉末的多少而采用不同的处理方法：①液体组分量较小，可利用处方中其他固体组分吸收后研匀；②液体组分量较大，处方中固体组分不能完全吸收，可另加适量的赋形剂（如磷酸钙、淀粉、蔗糖等）吸收；③液体组分量过大，且有效成分为非挥发性，可加热蒸去大部分水分后再以其他固体粉末吸收，或加入固体粉末或赋型剂后，低温干燥后研匀。

思考题

1. 何谓低共熔现象？处方中常见的共熔组分有哪些？

2. 简述等量递加法。

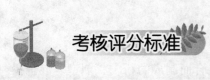

考核评分标准

痱子粉的制备技能考核评价标准

班级：　　　　　姓名：　　　　　学号：　　　　　得分：

测试项目	技能要求	分值	得分
实训准备	1. 着装整洁,卫生习惯好 2. 实验内容、相关知识,正确选择所需的材料及设备,正确洗涤	5	
实训记录	正确、及时记录实验的现象、数据	10	
实训操作	1. 按照实际操作计算处方中的药物用量,正确称量药物 2. 按照实验步骤正确进行实验操作及仪器使用,按时完成:	10	
	(1) 取薄荷脑、樟脑混合研磨至共熔液化,加少量滑石粉吸收研匀 (2) 将硼酸、氧化锌研成细粉,加入上述混合物中研匀 (3) 按等量递增法加滑石粉研匀,过100目筛即得	50	
成品质量	本品外观均匀度、粒度、干燥失重等均符合《中国药典》要求	10	
清场	按要求清洁仪器设备、实验台,摆放好所用药品	5	
实训报告	实验报告工整,项目齐全,结论准确,并能针对结果进行分析讨论	10	
合计		100	

监考教师：　　　　　　　　　　　考核时间：

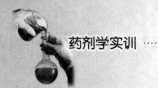
实训二　冰硼散的制备

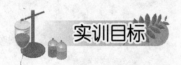

实训目标

1. 掌握等量递增和打底套色的混合方法。
2. 掌握散剂的制备工艺。

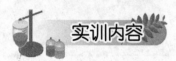

实训内容

（一）实训相关知识

1. **基本概念和原理**　散剂指一种或多种药物经粉碎、混合而制成的粉末状剂型。混合操作是制备散剂的关键,若组分的色泽相差悬殊,一般先将色深的组分放入研磨器中,再加入色浅的组分进行混合。打底套色法是将量少的、质重的、色深的药物先放入乳钵中(之前应用其他色浅的饱和乳钵),作为基础,然后将量多的、质轻的、色浅的分次加入乳钵中,轻研,使之均匀混合。此法注重散剂的外观色泽,十分讲究混合顺序,可将色深的药粉套开,以防止色浅质松的药料将色深的药物极细粉吸附。但此法太注重色泽而忽略了粉体粒子等比容易混合均匀的机理,费工费时。等量递增法克服了上法的不足,注重了粉体粒子等比容易混合均匀的特点,收到了工时少、效果好的效果,但对散剂的色泽重视不够。而倍增套色法吸取了以上两法的优点,既注重了散剂的色泽外观,又克服了费工费时的缺点,即在"打底套色"法的基础上注意倍增混合的操作。

2. **制备注意事项**

（1）朱砂主要含有硫化汞,为粒状或块状集合体,色鲜红或暗红,水飞法可获极细粉,可用水飞法使朱砂粉碎成极细粉,硼砂研磨成细粉,冰片轻研。

（2）硼砂($Na_2B_4O_7 \cdot 10H_2O$)炒后失去结晶水,即得煅月石($Na_2B_4O_7$)。

（3）玄明粉(Na_2SO_4)为芒硝($Na_2SO_4 \cdot 10H_2O$)经精制后,风化失去结晶水而得。用途同芒硝,外用治疮肿、丹毒、咽喉口疮。作用较芒硝缓和。

（4）冰片即龙脑,外用能消肿止痛。冰片为挥发性药物,故在制备散剂时后加入,同时密封贮藏,以防成分挥发。

（二）实训所需仪器与材料

天平、研钵、药筛(100目)等。

处方：冰片   1 g

   硼砂   1 g

   朱砂   0.12 g

   玄明粉   0.12 g

（三）实施要点

先用玄明粉饱和乳钵的表面能。将冰片、硼砂研成细粉，与朱砂以倍增套色法加入乳钵中混合均匀，过100目筛即得。

工艺流程图如图2-1：

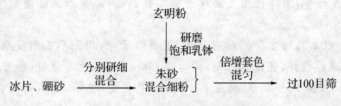

图2-1 冰硼散的制备工艺流程

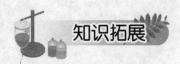

冰硼散质量要求

1. 性状 本品为干燥、疏松的白色粉末。

2. 定性鉴别

(1) 取本品0.5 g，加乙醚10 ml，振摇，滤过，滤液置蒸发皿中，放置，乙醚挥发后，加新配制的1‰香草醛硫酸溶液1～2滴，显紫色。

(2) 取本品1 g，加水6 ml，振摇，加盐酸使成酸性后，滤过，分取滤液3 ml，点于姜黄试纸上使润湿，即显橙红色，放置干燥，颜色变深，置于氨蒸气中熏至变为绿黑色。

(3) 取上一项的剩余滤液，加氯化钡试液1～2滴，即生成白色沉淀；分离后，沉淀在盐酸中不溶解。

(4) 取本品1 g，置试管中，加水10 ml，用力振摇，在试管底部很快出现朱红色的沉淀，分取少量沉淀用盐酸湿润，在光洁的铜片上摩擦，铜片表面即显银白色光泽，加热烘烤后银白色即消失。

3. 检查

(1) 均匀度：取供试品适量置光滑纸上，平铺约5 cm²，将其表面压平，在亮处观察，应呈现均匀的色泽,无花纹、色斑。

(2) 水分:依照《中国药典》2010版(一部)附录水分测定法(甲苯法)测定本品水分含量,不得超过9.0%。

(3) 装量差异:取本品10袋分别称定其内容物重量,每袋的重量与标示装量相比较,超出限度不得多于2袋,并不得有1袋超出限度的一倍,装量差异限度见单剂量包装散剂装量差异限度(表2-1)。

表2-1　散剂装量差异限度要求

标示装量(g)	装量差异限度(%)	标示装量(g)	装量差异限度(%)
0.1 或 0.1 以下	±15	1.5 以上至 6	±5
0.1 以上至 0.3	±10	6 以上	±3
0.3 以上至 1.5	±7.5		

(4) 微生物限度检查:不得检出大肠埃希菌等致病菌,每克本品细菌数不得超过10万个;霉菌数不得超过500个。

4. 含量测定　取本品约2.5 g,精密称定,置离心管中,用无水乙醚提取3次(6 ml、3 ml、2 ml),每次用细玻璃棒搅拌,置离心机中,离心(3 000 r/min)约5分钟,合并上清醚液,置于已称定重量的蒸发皿中,在15～25 ℃放置1小时,称重量,即得。本品每1 g含冰片不得少于35 mg。

思考题

1. 含小剂量药物的散剂制备时应注意什么?

2. 根据药物剂量,如何确定倍散的稀释倍数?

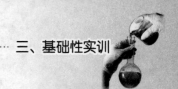

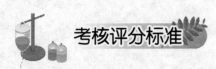 考核评分标准

冰硼散的制备技能考核评价标准

班级： 姓名： 学号： 得分：

测试项目	技能要求	分值	得分
实训准备	1. 着装整洁,卫生习惯好 2. 实验内容、相关知识,正确选择所需的材料及设备,正确洗涤	5	
实训记录	正确、及时记录实验的现象、数据	10	
实训操作	1. 按照实际操作计算处方中的药物用量,正确称量药物 2. 按照实验步骤正确进行实验操作及仪器使用,按时完成:	10	
	(1) 用玄明粉饱和乳钵 (2) 将冰片、硼砂研成细粉,与朱砂以倍增套色法加入乳钵中混合均匀,过100目筛即得	50	
成品质量	本品外观均匀度、粒度、干燥失重等均符合《中国药典》要求	10	
清场	按要求清洁仪器设备、实验台,摆放好所用药品	5	
实训报告	实验报告工整,项目齐全,结论准确,并能针对结果进行分析讨论	10	
合计		100	

监考教师： 考核时间：

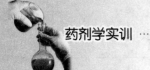

实训三　板蓝根颗粒的制备

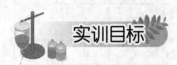

实训目标

1. 通过制备板蓝根颗粒,掌握颗粒剂的制备工艺过程。
2. 熟悉摇摆制粒机的使用方法。
3. 会分析颗粒剂处方中各组成的作用及颗粒不合格的可能原因。
4. 了解摇摆制粒机的基本构造、使用和保养。

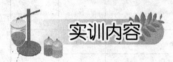

实训内容

（一）实训相关知识

实训室常用为摇摆式制粒机,该设备具有体积小、重量轻、清洗方便、操作简单、能耗低等优点,也是目前中小型企业颗粒剂生产的主要设备之一。但该设备在产能上不及一步制粒机等其他制粒设备。

1. YK－160型摇摆制粒机主要技术指标(图3－1)

滚筒直径：　　　　140 mm
生产能力：　　　　干 500 湿 250(kg/h)
电动机：　　　　　3 kW
外形尺寸：　　　　850 mm×750 mm×1 250 mm
主机重量：　　　　260 kg

2. 制粒岗位操作流程(以摇摆式制粒机、热风循环干燥箱制粒为例)

（1）生产前准备

1）核对清场合格证,并确认在有效期内,取下"已清场"标识牌,换上"生产运行中"标识牌。对清场不符合要求的按清场标准操作规程进行清场并请 QA 人员检查合格后,获清场合格证,才可进入下一步操作。

2）检查设备是否有"完好"和"已清洁"标识牌,并对设备状态进行检查,确认设备正常,当温湿度符合工艺要求时方

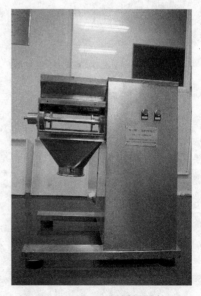

图 3－1　YK-160 型摇摆制粒机

可投料生产。

3）根据生产指令填写领料单，到中转站领取物料，并核对品名、批号、规格、数量和检验报告单等无误后，进入下一步操作。

4）按《设备消毒规程》、《工具消毒规程》对设备及所需容器、工具进行消毒。挂本次运行状态标志，进入操作。

（2）操作

1）启动设备低速空转运行，判断转动声音是否正常，对设备、器具用75％乙醇消毒。

2）按产品的工艺要求，加入适量辅料制成合格的软材。

3）按《摇摆式制粒机标准操作规程》进行操作，根据产品的工艺要求，选择适当的筛网进行制粒。

4）按《热风循环干燥箱标准操作规程》进行操作，将湿颗粒进行干燥。

5）干燥后颗粒用摇摆式制粒机或整粒机进行整粒。

6）将整粒后颗粒装于洁净的容器中，贴好标签，较中转站，并填写请验单，由化验室检验，每件容器均应附有物料状态标识，注明品名、批号、数量、操作人等信息。

（3）清场

1）将生产尾料收集，标明状态，交中转站，并填好记录。

2）按《摇摆式制粒机清洁操作规程》、《热风循环干燥箱清洁操作规程》、《场地清洁操作规程》对设备、场地、用具等进行清洁消毒，经QA人员检查合格后，发清场合格证。

（4）记录：如实填写生产操作记录和清场记录。

3. 制粒机标准操作规程（以YK－160B摇摆式制粒机为例）

（1）开机前准备

1）将清洁干燥的刮粉轴装入机器，装上刮粉轴前固定压盖，拧紧螺母；

2）将卷网轴装到机器上，筛网的两端插入卷网轴的长槽内；

3）转动卷网轴的手轮，将筛网包在刮粉轴的外圆上；

4）检查机器润滑油，油位不应低于前侧油位视板的红线，油位过低应补充同型号的齿轮油。

（2）开机运行

1）接通电源，打开控制开关，观察机器的运转情况，无异常声音，刮粉轴转动平稳，机器则可投入正常使用；

2）将制好的软材均匀倒入料斗内，根据物料性质控制加料速度，物料在料斗中应保持一定的高度。

（3）操作结束

1）制颗粒完成后，清理颗粒机和筛网上的余料，并注意余料中有无异物，经适当处理后加入颗粒中；

2）按《YK－160型摇摆式制粒机清洁规程》对设备进行清洁保养。

（4）操作注意事项

1）设备运转时应观察刮粉轴的转动情况，如发现转速过低或堵转时应立即停机检查；

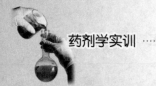

2）设备运转或电源没有断开时，严禁用手或金属锐器清理料斗内部。

（二）实训所需仪器与材料

天平，粉碎机，槽型混合机，摇摆式制粒机，烘箱，10 目、12 目、80 目筛等。

处方（600 袋用量）　　板蓝根　　　3 000 g
　　　　　　　　　　　蔗糖粉　　　适量
　　　　　　　　　　　糊精　　　　适量

（三）实施要点

制法：取板蓝根药材 3 000 g，加水煎煮两次，第一次煮 1 小时，第二次煮半小时，合并煎液，滤过，滤液浓缩至适量，加乙醇使含醇量为 60%，边加边搅，静置使沉淀，取上清液回收乙醇，浓缩至相对密度为 1.30～1.33（80 ℃）的清膏（约 1 : 3，即 1 份清膏相当于 3 份药材），加入适量蔗糖粉与糊精的混合物（蔗糖 : 糊精＝6 : 1）及适量 80% 的乙醇，制成软材，挤压过筛（12～14 目）制颗粒，70～71 ℃ 干燥，整粒，按每袋相当于板蓝根 5 g 分装于塑料袋中，密封，即得。

工艺流程图如图 3-2：

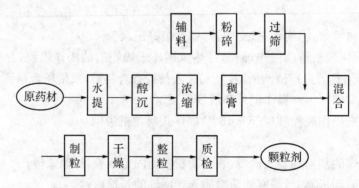

图 3-2　板蓝根颗粒剂的制备工艺流程

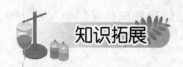

颗粒剂制备注意事项

制备颗粒剂的关键是控制软材的质量，一般要求"握之成团，触之即散"，此种软材挤压过筛网后，可制成均匀的湿粒，无长条、块状物及细粉。软材的质量要通过调节辅料的种类、用量及合理的搅拌时间等控制。

中药颗粒制备时尤其应注意以下几个问题：

（1）药材的提取物为药材用水提醇沉法制成的提取液或药材的水煎液浓缩而成的稠膏，也可以提取药材的有效部位供制软材用。

（2）制备颗粒剂的关键是控制软材的质量，如果稠膏黏性太强，可加入适量 80%～95% 的乙醇来降低软材的黏性。挥发油应均匀喷入干燥颗粒中，混匀，并密闭一定时间。

（3）颗粒剂应干燥，颗粒均匀，色泽一致，无吸潮、软化现象。冲剂应密闭贮藏。

思考题

1. 颗粒剂的特点、质量检查项目分别有哪些？

2. 颗粒剂贮存时应注意什么？

3. 颗粒在生产过程中可能会出现哪些问题？

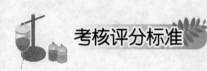

考核评分标准

板蓝根颗粒剂的制备技能考核评价标准

班级：　　　　　　姓名：　　　　　　学号：　　　　　　得分：

测试项目	技能要求	分值	得分
实训准备	1. 着装整洁、卫生习惯好 2. 预习实验内容、相关知识，正确选择所需的材料及设备，正确洗涤	5	
实训记录	正确、及时记录实验的现象、数据	10	
实训操作	1. 按照实际操作计算处方中的药物用量，正确称量原辅料	10	
	2. 按照实验步骤正确进行实验操作及仪器使用，按时完成： (1) 按板蓝根药材的提取分离工艺，制得相对密度为 1.30～1.33(80 ℃)的板蓝根稠膏 (2) 按比例加入适量的糖粉和糊精，混合，制软材 (3) 制粒：上述软材经摇摆制粒机 12 目筛，制湿颗粒 (4) 干燥：将制得湿颗粒，采用箱式梯度升温，在 70～71 ℃下干燥 (5) 整粒：将干颗粒分别过 1 号筛和 4 号筛，采用双筛分法整粒	50	
成品质量	本品外观、溶化性、粒度、水分等检查均符合《中国药典》要求	10	
清场	按要求清洁仪器设备、实验台，摆放好所用药品	5	
实训报告	实验报告工整，项目齐全，结论准确，并能针对结果进行分析讨论	10	
合计		100	

监考教师：　　　　　　　　　　　　　考核时间：

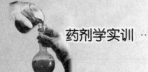

实训四　胶囊剂的制备

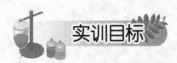
实训目标

1. 通过胶囊剂制备,掌握胶囊剂的制备工艺过程。
2. 熟悉常用胶囊充填机的使用方法。
3. 会分析胶囊剂处方的组成。
4. 了解全自动胶囊充填机的基本构造、使用和保养。

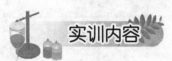
实训内容

(一) 实训相关知识

全自动胶囊充填机(图4-1)主要由机座和电控系统、液晶界面、胶囊料斗、播囊装置、旋转工作台、药物料斗、充填装置、胶囊套合装置、胶囊导出装置组成。机器全封闭设计,满足 GMP 要求,剂量准确,生产效率高,广泛应用于药品生产。

1. NJP-400 全自动胶囊充填机主要技术参数

产量:400 粒/分

模孔数量:	3
适用胶囊:	00♯-4♯
总功率:	3 kW
主机重量:	700 kg
主机尺寸:	730 mm×950 mm×1 700 mm

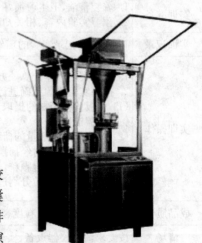

图4-1　NJP-400 全自动胶囊充填机

2. 全自动胶囊填充机工作原理　装在料斗里的空心胶囊随机器的运转,逐个进入顺序装置的顺序叉内,经过胶囊导槽和拔叉的作用使胶囊调头,机器每运作一次,释放一排胶囊进入模孔内,并使其囊体在下,囊帽在上。转台的间隙转动,使胶囊在转台的模块中被输出到各个工位,真空分离系统把胶囊顺入到模块孔中的同时将帽体分开;随着机器的运转,下模块向下和向外移动,与上模块分开,以准备填充物料;药粉由一个不锈钢料斗进入计量装置的盛粉环内,盛粉环内药粉的高度由料位器控制。充填杆把压实的药柱推入胶囊体内,调整每组充填杆的高度可以改变装药量。下模块缩回与上模块合并,经推杆作用使充填好的胶囊扣合锁紧,并将扣合锁紧的胶囊成品推出;真空清理器清理模块孔后进入下一个循环。

3. NJP-400全自动胶囊充填机标准操作规程

(1) 开机前准备工作

1) 检查设备是否挂有"完好"和"已清洁"状态标准牌。

2) 取下"已清洁"标志牌准备生产。

3) 检查电源是否正确连接。检查润滑部位,加注润滑油或润滑脂。

4) 检查机器各部件是否有松动或错位现象,如有需要校正并坚固。

5) 将吸尘器软管插入填充机吸尘管内;打开真空泵水源阀门。

(2) 点动运行操作步骤

1) 合上总电源开关,总电源指示灯亮。

2) 旋动电源开关,接通主机电源。

3) 启动真空泵开关,真空泵指示灯亮,泵工作。

4) 启动吸尘器进行吸尘。

5) 按点动键,运行方式为点动运行,试机正常后,进入正常运行。

6) 按启动键,主电机指示灯亮,机器开始运行,调节变频调速器,频率显示为零。

(3) 自动装药操作步骤

1) 将空心胶囊装入胶囊料斗。

2) 按加料键,供料电机工作,当料位达到一定高度时供料电机自动停止。

3) 调节变频调速器至所需的运行速度。

4) 启动吸尘器进行吸尘。

5) 需要停机时,按一下停止按钮,再关掉真空泵和总电源。紧急情况下按下急停开关停机。

(4) 更换或安装模具:胶囊规格改变时,必须更换计量盘、上下模块、顺序叉、拔叉、导槽等部件,每次换完部件在开机前都必须用手扳动主机手轮运转1~2个循环,如果感到异常阻力就不能再继续转动,需要对更换部件进行检查,排除故障。

(5) 上下模块的更换与安装

1) 松开上下模具的紧固螺钉,取下模块。

2) 下模块由两个圆柱销固定,装完下模块后再把螺钉拧紧。

3) 装下模块时,先将调试杆分别插入到两个外侧载囊孔中使上下模块孔对准,再把螺钉上紧,定好位后两个模块调试杆应能灵活转动。

4) 更换模块时用手扳动主电机手轮旋转盘,注意旋转时必须取出模块调试杆。

(6) 胶囊分送部件的更换和安装

1) 拧下两个紧固螺钉,取下胶囊料斗。

2) 用手扳主电机手轮,使顺序叉运动到最高位。

3) 拧下两个固定顺序叉部件的螺钉,将顺序叉部件剥离两个定位销。

4) 拧下固定胶囊导槽的两个紧固螺钉,取下胶囊导槽部件。

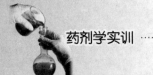

5）拧下拔叉上的一个紧固螺钉，取下拔叉。

6）将更换的胶囊分送部件按相反顺序装上。

（7）计量盘及充填杆的更换和安装

1）提起药粉料斗并将其转向外侧。

2）转动主电机手轮使上模架处于最高位。

3）拧松螺栓把夹持器从模架上取下，松开夹持器上的锁紧螺丝，把下压板拉开，装上充填杆。

4）取下模架和药粉输送器，用专用扳手拧下固定计量盘的螺栓，装上计量盘和盛粉盘。

5）装上药粉输送器并拧紧，用转动调节螺栓的方法调好刮粉器与计量盘之间的间隙。

6）装上模架并固定，适当转动计量盘，把调试杆顺利插入每个孔；装上充填杆和夹持器。

4. 全自动胶囊充填机常见问题及解决方法（表 4-1）。

表 4-1　全自动胶囊充填机常见问题及解决方法

故障	原因	解决方法
胶囊帽体分离不好	①胶囊尺寸不合格，预锁过紧 ②上下模块错位 ③模孔中有异物 ④真空泵压力小，管路堵塞或漏气 ⑤真空吸板不贴模板	①检查胶囊 ②用模块调试杆调节模块位置 ③用钳子、刷子处理 ④检查真空压力表、真空通道 ⑤调节真空吸板位置
不自动加料	①电路接触不良 ②料位器或供料电器损坏 ③上料开关跳闸	①检查电路，排除故障 ②检查传感器灵敏度，调节传感器灵敏度 ③检查是否由上料开关保护引起，如是将其复位
成品抛出不畅	①胶囊有静电 ②异物堵塞 ③出料口仰角过大 ④固定出料口螺钉松动突起	①清洁压缩空气吹出成品 ②检查推杆和导引器的位置 ③调节仰角 ④固定螺钉

5. 使用注意事项

（1）启动前仔细检查各部件完整，电路系统完好，各润滑点润滑情况，各部件运转是否顺畅。

（2）检查螺钉是否拧紧，上下模块是否运动顺畅，配合良好。

（3）启动主机时确认变频调速频率处于零，机器开动时，手不得接近任何一个运动的机器部件，防止发生危险。

（4）安装或更换部件时应关闭总电源，并一人操作，防止发生危险。

（5）机器运转时操作人员不得离开，经常检查设备运转情况，发现问题及时解决。

（二）实训所需仪器与材料

NJP-400 全自动胶囊充填机，抛光机，天平等。

速效感冒胶囊处方：对乙酰氨基酚　　　　250 g

马来酸氯苯那敏　　　　3 g

咖啡因　　　　15 g

10％淀粉浆　　　　适量

人工牛黄　　　　10 g

食用色素　　　　1.5 g

共制 1 000 粒

（三）实施要点

将上述各药分别粉碎，过 80 目筛，将 10％淀粉浆分成 3 份，一份加胭脂红制成红糊，另一份加橘黄制成黄糊，第三份不加色素为空白糊。将对乙酰氨基酚分成 3 份，一份与马来酸氯苯那敏混匀后加红糊，一份与人工牛黄混匀加黄糊，一份与咖啡因混匀加空白糊，分别制成软材，过 14 目筛制粒，70℃干燥，水分控制在小于 3％。将上述颗粒混匀后充填于空胶囊中即得。

工艺流程图如图 4－2：

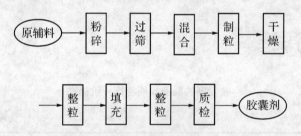

图 4－2　速效感冒胶囊的制备工艺流程

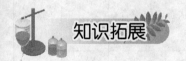

半自动胶囊充填机

半自动胶囊充填机主要由机座和电器控制系统、拨囊器、充填器、锁紧器、变频调速器组成。半自动胶囊充填机是早期投入使用的药品生产设备，主要功能是将药物充填在空心胶囊里配备不同的模具，可以充填不同型号的胶囊，采用开放式设计，经济和适用性均较好，但是粉尘飞扬，易污染洁净室，生产效率低，目前药厂已较少使用。

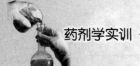
 思考题

1. 胶囊充填过程会出现什么质量问题？解决这些问题的方法有哪些？

2. 胶囊剂的质量检查项目主要包括哪些？

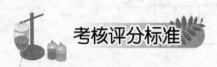 **考核评分标准**

胶囊剂的制备技能考核评价标准

班级：　　　　　　姓名：　　　　　　学号：　　　　　　得分：

测试项目	技能要求	分值	得分
实训准备	1. 按要求正确穿着洁净服，进入实训车间 2. 检查核实清场情况，检查清场合格证并对生产用工具清洁状态进行检查 3. 检查设备状况，对计量器具进行核准 4. 按生产指令领取生产所用原辅料	10	
实训操作	1. 准确计算每粒胶囊装量 2. 正确安装机器各部件，接上电源，开机空转，确认正常后加入空胶囊和药物粉末或颗粒，试填充 3. 调整装量，检查外观、套合、锁口是否符合要求，根据实际情况调整 4. 试填充合格后，进行正式填充	50	
质量控制	1. 胶囊成品外观整洁光亮，锁口松紧合适，无叉口或凹顶现象，无黏结 2. 胶囊装量差异、崩解时限均符合药典规定	10	
实训记录	按要求填写岗位操作记录，准确完整	10	
清场	工作场地、工具和容器、生产设备的清洁。清场记录书写	10	
实训报告	实训报告工整，项目齐全，结论准确，并能针对结果进行分析讨论	10	
合计		100	

监考教师：　　　　　　　　　　　　考核时间：

实训五 滴丸剂的制备

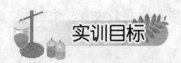

实训目标

1. 掌握滴制法制备丸剂的操作工艺。
2. 了解滴丸的制备原理。

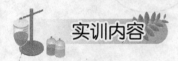

实训内容

（一）实训相关知识

滴丸剂是将固体或液体药物与基质加热熔化混匀后,滴入不相混溶的冷凝液中,收缩冷凝而制成的制剂,这种滴制法制丸过程,实际上是将固体分散体制成滴丸的形式,由于药物在载体(基质)中成为高度分散的状态,增加了药物的溶解度和溶出速度,可以提高生物利用度,产生快速的疗效,同时能减少剂量而降低毒副作用,还可使液态药物固体化而便于应用。利用不同基质滴丸也可达到缓释或控释的目的。

滴丸常用基质有水溶性和非水溶性两类。水溶性基质有聚乙二醇(PEG)类,聚氧乙烯单硬脂酸酯、甘油明胶等;非水溶性基质常用硬酯酸、单硬酯酸甘油酯等,可使药物缓慢释放,也常用于水溶性基质中以调节熔点。

滴丸的制备常采用制备固体分散体的方法(如熔融法或溶剂-熔融法),即将药物溶解、乳化或混悬于适宜的熔融基质中,并通过一适宜的口径的滴管,滴入另外一种不相混溶的冷凝剂中,这时含有药物的基质骤然冷却,由于温度的降低,基质中药物的溶解度也随之减小而产生过饱和状态或析出结晶,但由于基质在快速冷却中黏度增大且很快凝固,阻止了药物结晶或结晶聚集长大,促药物以过饱和(或)细微结晶形式分散于基质中而成为高度分散的状态。

滴制法所制的丸的重量和丸的形态与滴管口径、熔融液温度、冷凝液的密度、上下温度差以及滴管距冷凝液面距离等因素均有关。在一定条件下,滴管内径大则滴制的丸也大,反之则小。基质温度升高,使表面张力降低,则丸重减少,反之则大,故滴制过程中应保持温度恒定,以避免造成丸重差异。

滴丸制备中冷凝液的相对密度应轻于或重于基质,但二者不宜相差太大,以免滴丸上浮或下沉过快,造成圆整度不好。适用于水溶性基质的冷凝液有液体石蜡、植物油、甲基硅油等,而非水溶性基质则常用水、乙醇及水醇混合液等。

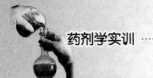

（二）实训所需仪器与材料

天平,玻璃棒,水浴锅,50 ml 小烧杯,滴丸装置等。

处方：氯霉素　　　　　　0.5 g

　　　PEG4000　　　　　4 g

（三）实施要点

将氯霉素与PEG4000置于小烧杯中水浴溶化,将滴丸装置安装妥当,将药物倒入预先加入热水的小铁盒中的滴瓶中,调节进气量以控制滴速。收集滴丸洗涤干燥即可。

工艺流程图如图 5-1：

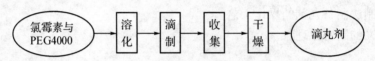

图 5-1　滴丸剂的制备工艺流程

 **思考题**

1. 滴丸剂的制备原理是什么?

2. 滴丸剂的操作注意事项有哪些?

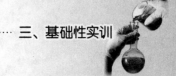

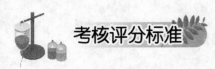 考核评分标准

滴丸剂的制备技能考核评价标准

班级：　　　　　姓名：　　　　　学号：　　　　　得分：

测试项目	技能要求	分值	得分
实训准备	1. 着装整洁,卫生习惯好 2. 预习实验内容、相关知识,正确选择所需的材料及设备,正确洗涤	5	
实训记录	正确、及时记录实验的现象数据	10	
实训操作	1. 按照实际操作计算处方中的药物用量,正确称量药物	10	
	2. 按照实验步骤正确进行实验操作及仪器使用。按时完成： (1) 将氯霉素与 PEG4000 置于小烧杯中水浴溶化,将滴丸装置安装妥当,将药物倒入 (2) 预先加入热水的小铁盒中的滴瓶中,调节进气量以控制滴速	50	
成品质量	本品外观、性状等均符合《中国药典》要求	10	
清场	按要求清洁仪器设备、实验台,摆放好所用药品	5	
实训报告	实验报告工整,项目齐全,结论准确,并能针对结果进行分析讨论	10	
合计		100	

监考教师：　　　　　　　　　　　考核时间：

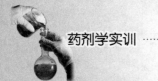

实训六　中药丸剂的制备

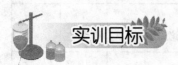

实训目标

1. 通过丸剂制备，掌握丸剂的制备工艺过程、工艺管理要点及质量控制要点。
2. 熟悉常用中药制丸机的标准操作规程。
3. 熟悉全自动中药制丸机的清洁和保养的标准操作规程。
4. 了解全自动中药制丸机的基本构造。

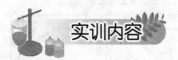

实训内容

（一）实训相关知识

中药丸剂是指药材细粉或药材提取物加适宜的黏合剂或其他辅料制成的球形或类球形制剂。

1. 常用制丸设备　中药丸剂的制备方法有塑制法和泛制法。塑制法如同"搓汤圆"，泛制法如同"滚雪球"。

塑制法是制备中药丸剂的常用方法，目前多采用制丸联动装置，主要设备有全自动制丸机，辅助设备有炼蜜锅、槽型混合机、干燥设备、抛光机。塑制法利用现代化生产设备，工艺简单，自动化程度高，丸大小均匀，表面光滑，粉尘少、污染少，目前药厂多采用塑制法制备中药丸剂。

WK-80全自动中药制丸机参数见图6-1。

规格：　　　　　3～8 mm

产量：　　　　　3～40(kg/h)

电压：　　　　　380 V

总功率：　　　　1 800 W

出条功率：　　　1 100 W

制丸功率：　　　370 W

外形尺寸：　　　1 040 mm×470 mm×750 mm

2. 全自动中药制丸机使用标准规程

（1）开机前准备

1）检查设备是否挂有"完好"和"已清洁"状态标准牌。

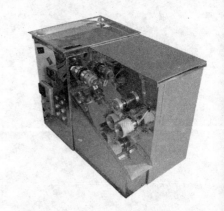

图6-1　WK-80全自动中药制丸

2) 取下"已清洁"标志牌准备生产。

3) 检查电源是否正确连接。检查润滑部位,加注润滑油或润滑脂。

4) 检查机器各部件是否有松动或错位现象,如有需要校正并坚固。

5) 检查乙醇桶内是否有乙醇;将软材放进料斗,开机低速机器运行是否正常。

（2）开机操作

1) 按启动键,主电机指示灯亮,机器运行,调节变频调速器,频率显示为零。

2) 启动搓条按钮,指示灯亮;启动伺服机按钮,待指示灯亮,按顺时针方向缓慢转动速度调节按钮,伺服机开始转动。

3) 启动制条机按钮,扳开调频开关,调节调频按钮至所需速度,制药条。

4) 打开乙醇开关,润湿制丸刀;先将一根药条通过。

5) 检查乙醇桶内是否有乙醇;将软材放进料斗,开机低速机器运行是否正常。

6) 先将一根药条通过测速发电机和减速控制器,调整速度;调整后将药条放到送条轮上,通过顺条器进入有槽滚筒进行制丸。

7) 将制好的丸剂及时干燥。

（3）操作结束

1) 操作结束,切断药条,关闭乙醇开关。

2) 逆时针转动速度调节按钮和调频旋钮至最低位置,把调频开关关上。

3) 依次关闭制条机、搓条机、伺服机。

4) 关闭电源。

3. 制丸机常见故障及解决方法　见表 6-1。

表 6-1　制丸机常见故障及解决方法

故障	原因	解决方法
制条速度慢	①制条推进器间隙过大 ②物料部符合要求	①更换推进器 ②更换物料
制条和搓丸不协调	速度失调	手动状态下微调
搓丸光洁度差	刀轮牙尖没有对齐	对齐刀轮牙尖

4. 使用注意事项

（1）安装各部件时,必须检查各部位是否有松动现象。

（2）启动前检查各部件的完整性,各润滑点的润滑情况。

（3）启动主机前确认变频调速频率处于零;启动与关闭应该严格按照标准操作规程。

（4）加料时加料用具不能进入搅拌器内;机器运转时手不得接近任何一个运动的部位。

（5）安装或更换部件时,关闭总电源,并一人操作,防止发生危险。

（6）机器运转时操作人员不得离开,经常检查设备运转情况,发现问题及时解决。

（二）实训所需仪器与材料

全自动中药制丸机,滚圆机,烘箱等。

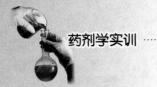

六味地黄浓缩丸处方：

熟地黄	1 200 g
牡丹皮	450 g
山茱萸	600 g
山药	600 g
茯苓	450 g
泽泻	450 g
共制	10 000 丸

（三）实施要点

1. 提取　牡丹皮用水蒸气蒸馏法提取挥发性成分——丹皮酚。

2. 浓缩　牡丹皮药渣与山茱萸 200 g、熟地黄、茯苓、泽泻加水煎煮两次，每次 2 小时，煎液滤过，滤液合并浓缩成稠膏。

3. 粉碎与混合　山药与剩余的山茱萸粉碎成细粉，过筛，混匀，与上述稠膏和牡丹皮挥发性成分混匀。

4. 制丸　取混合粉 1.2 kg，置槽型混合机中，加适量浸膏制丸，湿丸重每丸 0.20 g。

5. 围圆、烘干　湿丸在适当时间围圆（用稀浸膏和通过 120 目的细粉适量），在 40～60 ℃之间烘干。

6. 打光。

工艺流程图如图 6 - 2：

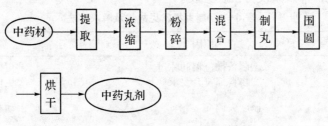

图 6 - 2　中药丸剂的制备工艺流程

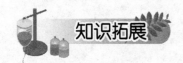

泛制法制丸

泛制法制丸常用糖衣锅。泛丸设备主要由糖衣锅、电气控制系统、加热装置组成。

泛丸原理：将药粉置于糖衣锅内，用喷雾器将润湿剂或黏合剂喷入糖衣锅内的药粉上，转动糖衣锅或人工搓揉使药粉均匀润湿，成为细小颗粒，继续转动成为丸模，再撒入药粉和润湿剂（黏合剂），转动使丸模逐渐增大成为坚实致密、光滑圆整、大小适宜的药丸，经过筛选，剔除过大或过小的药丸，最后一次加极细粉盖面，润湿后滚动磨光，干燥、抛光、筛分即得。

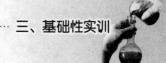

1. 丸剂的质量要求有哪些方面？

2. 塑制法制丸时对丸块有什么要求？

3. 造成丸剂表面光洁度差的原因有哪些？该如何解决？

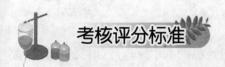

丸剂的制备技能考核评价标准

班级：　　　　　　姓名：　　　　　　学号：　　　　　　得分：

测试项目	技能要求	分值	得分
实训准备	1. 按要求正确穿着洁净服，进入实训车间 2. 检查核实清场情况，检查清场合格证并对生产用工具清洁状态进行检查 3. 检查设备状况、对计量器具进行核准 4. 按生产指令领取生产所用原辅料	10	
实训操作	1. 正确计算原辅料和黏合剂比例以及投料量 2. 按处方量混合原辅料和黏合剂，制备软材 3. 按正确步骤启动机器和进行速度确认调整 4. 试调完成后正式制丸	50	
质量控制	外观圆整、色泽一致、水分、丸重差异、崩解时限等均符合《中国药典》要求	10	
实训记录	按要求填写岗位操作记录、准确完整	10	
清场	工作场地、工具和容器、生产设备的清洁，清场记录书写	10	
实训报告	实训报告工整，项目齐全，结论准确，并能针对结果进行分析讨论	10	
合计		100	

监考教师：　　　　　　　　　　　　　考核时间：

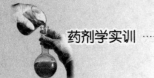

实训七　片剂的制备

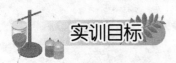
实训目标

1. 通过片剂制备,掌握片剂的制备工艺过程。
2. 熟悉常用压片机的使用方法。
3. 会分析片剂处方的组成和各种辅料在压片过程中的作用。
4. 了解压片机的基本构造、使用和保养。

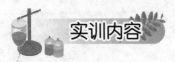
实训内容

(一)实训相关知识

实训室常用为旋转式压片机,旋转式压片机基于单冲压片机的基本原理,同时又针对瞬时无法排出空气的缺点,变瞬时压力为持续且逐渐增减压力,从而保证了片剂的质量。旋转式压片机对扩大生产有极大的优越性,由于在转盘上设置了多组冲模,绕轴不停旋转。颗粒由加料斗通过饲料器流入位于其下方的、置于不停旋转平台之中的模圈中。该法采用填充轨道的填料方式,因而片重差异小。当上冲与下冲转动到两个压轮之间时,将颗粒压成片。

1. ZP-9型旋转式压片机主要技术指标(图7-1)

最大压片压力：　　40 kN

最大压片直径：　　圆形 $\varphi16$ mm,异型 $\varphi22$ mm

最大充填深度：　　15 mm

最大片剂厚度：　　6 mm

生产能力：　　　　16 200 片/h

电动机：　　　　　1.5 kW

外形尺寸：　　　　480 mm×630 mm×1 100 mm

主机重量：　　　　260 kg

2. ZP-9旋转式压片机标准操作规程

(1) 使用说明

1) 使用前接通电源后必须先启动油泵,使油泵工作,并检查各路油量是否正常,回路是否通畅,有无渗漏现象,否则必须调

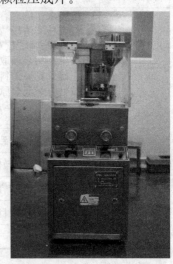

图7-1　ZP-9型旋转式压片机

整,清理及紧固。

2)检查机器各调整手轮位置,盘车观察冲模在轨道上运行情况。

3)通电开车时变频器应处于 0 位,升速时,必须先检查电动机转向是否和标牌所示方向一致,否则会严重损坏机器和下冲杆。

4)检查颗粒原料的粉子是否干燥,要求颗粒中的细粉大于(100 目)含量不得超过 10%,否则会造成片重不符合要求及影响机器使用寿命。

5)用手转动盘车手轮,调节片厚(先放在最大位置)逐步把片剂的重量和软硬程度调至成品要求后再按变频按钮,逐步升速至要求转速后进行正式运转生产。在生产过程中须定时抽验片剂的质量是否符合要求。

6)转速的选择对机器使用寿命有直接影响,由于原料的颗粒大小、黏度、温度等性质同片剂直径、压力、片厚,在使用上不能作统一的定量规定,一般来说,片径大,压力大时转速慢些,反之可快些。

7)在使用中要随时注意机器运转情况,如遇有重叠片,造成超压报警或有尖叫等怪声即停车检查,不可勉强使用。

(2)安装和调整

1)冲模安装前,应将转盘的工作面、上下冲杆孔、中模孔和所需安装的冲模逐渐擦拭干净,然后按下列步骤进行安装。

① 冲模的安装:将装盘上的中模固紧螺钉逐件旋出转台外圆而且相平,以避免中模装入时与螺钉头部互相干涉。中模与孔时过渡配合,故中模需放平再用铜棒由上孔穿入,并用手锤轻轻敲入。以与中模孔平而不高出转盘工作台而为合格,然后将螺钉固紧。

② 上冲的安装:拆去上冲装卸轨及盖板。将上冲装入模孔直至与装卸轨接触;转动手轮至下一个冲孔位,装入下一个上冲。上冲全部装毕,将盖板装上。

③ 下冲的安装:拆下下冲装卸轨没几颗进行下冲的安装。下冲入中模后,转动手轮至下一个孔位,装入下一个下冲。下冲全部装毕,须将卸轨装上,用螺钉紧固。

④ 冲模安装完毕,转动手轮,使摆台旋 2～3 周,观察上、下冲进入中模及在导轨上的运行情况。应灵活、无碰撞干涉现象。装上前门,然后启动电动机,空运转 5～10 分钟,无异常现象方可进入生产运行。

2)加料器的安装和调节:旋转两根调节支柱,调整其水平位置,使安装在它们上面的加料器底平面与转台工作面之间隙为 0.05～0.10 mm,然后拧紧加料器上的两个六角螺栓。

3)充填深度的调整:冲天深度由安装在机器前部右起第二个手轮控制。当充填调节手轮顺时针方向旋转时,充填量减少即片减少,反之增加。充填量的大小由手轮上的刻度指示。刻度盘每转一小格,充填量增加(减)0.01 mm;刻度带每转一小格,充填量增(减)0.5 mm;刻度盘转一周,刻度带变化量 0.25 mm。充填量根据所需的片重,一般应由小到大调节,应片剂的厚度、硬度等同步调整。

4)粉子流量的调整:粉子流量通过可调节料斗出口处与转台工作面的长度或料斗拦粉插板的开启大小来控制。松开斗架侧面的滚花螺钉再旋转斗架顶部的滚花螺钉,即可调节料斗的高低。

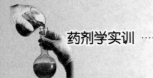
5) 片剂厚度的调节:片厚调节通过机器前右起第三个手轮控制。当片厚调节顺时针方向旋转时,片厚增大。反之减小。片剂厚度由手轮上的刻度指示。刻度盘每转过一大格,片厚增加(减小)0.01 mm;刻度带转过一小格,片厚增(减)0.10 mm;刻度盘转一周,刻度带变化量0.04 mm。片厚调节根据充填量压缩比及硬度,一般应由大到小,逐步进行,直至调到合格。

6) 压力的调整:压力调整可通过操作面板上的压力量显示仪进行。显示仪有两个电位器,分别进行实际工作压力测量值的零位调节和压力超载保护值的设定调节。显示仪上有一个调节开关,拨动开关到"设定"档,即可用"设定"电位器把显示值调到所需要的最大工作压力,即压力超载保护值;把开关拨到"测定"档,显示仪即显示实际工作压力,"调零"电位器一般在出厂时已调整。

7) 转速的调整:机器的前部右起第一个手轮为调速手轮,档手轮顺时针方向旋转时,转台转速增加;反之减小。机器前面的控制面板上装有数字式转速表,直接显示转台转速。

转台转速的调整首先应保证片剂质量符合要求,所以应根据被压物料的性质调整合理的转速,一般说来,压制直径大,压力大的片剂速度宜低一些;反之速度则可高一些。

(二) 实训所需仪器与材料

压片机,天平,烘箱,电炉,18 目筛等。

处方(300 片用量):

阿司匹林(结晶)	30 g
淀粉	10 g
15%淀粉浆	适量
酒石酸	0.2 g
滑石粉	1.5 g

(三) 实施要点

制法:将 100 ml 含有 0.2 g 酒石酸煮沸的蒸馏水加到 15 g 的淀粉中,搅拌,制得 15%的淀粉浆。取阿司匹林与淀粉混匀,加淀粉浆制成软材,过 18 目筛制粒,颗粒于 40～60℃ 干燥30 分钟后,再经 16 目筛整粒,将此颗粒与滑石粉(1.5g 约 3%)混匀后压片。

工艺流程图如图 7-2:

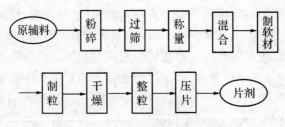

图 7-2 片剂的制备工艺流程

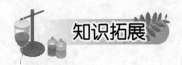

知识拓展

单冲压片机

实验室一般采用单冲压片机(图7-3)教学,单冲压片机特点是一种小型台式电动连续压片的机器,也可以手摇。具有使用方便,易于维修,体积小,重量轻的特点,机上安装一副冲模,物料的充填深度,压片的压力、厚度均可调节。但该种压片机压片过程中时单侧施压,故片剂的质量不及旋转压片机压出的片剂。

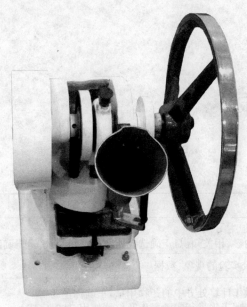

图7-3 TDP-5型单冲压片机

思考题

1. 制备阿司匹林片,为何不用硬脂酸镁为润滑剂,其原理是什么?

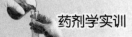

2. 片剂制备过程中容易出现哪些问题?

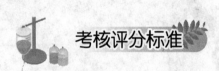 考核评分标准

片剂的制备技能考核评价标准

班级：   姓名：   学号：   得分：

测试项目	技能要求	分值	得分
实训准备	1. 着装整洁,卫生习惯好 2. 预习实验内容、相关知识,正确选择所需的材料及设备,正确洗涤	5	
实训记录	正确、及时记录实验的现象、数据	10	
实训操作	1. 按照实际操作计算处方中的药物用量,正确称量药物	10	
	2. 按照实验步骤正确进行实验操作及仪器使用,按时完成: (1) 将 100 ml 含有 0.2 g 酒石酸煮沸的蒸馏水加到 15 g 的淀粉中,搅拌,制得 15% 的淀粉浆 (2) 取阿司匹林与淀粉混匀,加淀粉浆制成软材,过 18 目筛制粒,颗粒于 40～60 ℃干燥 30 分钟后,再经 16 目筛整粒 (3) 压片:试压片、调片重、调压力,然后正式压片	50	
成品质量	本品外观、片重差异、崩解时限等均符合《中国药典》要求	10	
清场	按要求清洁仪器设备、实验台、摆放好所用药品	5	
实训报告	实验报告工整,项目齐全,结论准确,并能针对结果进行分析讨论	10	
合计		100	

监考教师：   考核时间：

实训八　片剂的质量检查

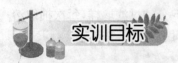

实训目标

1. 掌握片剂的质量检查方法。
2. 学会使用片剂四用检测仪。

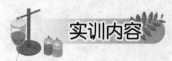

实训内容

（一）实训相关知识

1. 片重差异　直接影响片剂的剂量准确性。另外,片剂的质量标准还包括药物的均匀度和片剂的外观等。

2. 硬度　片剂应有足够的强度,以免在包装、运输等过程中破碎或被磨损,以保证剂量准确。一般能承受 30～40 N 的压力认为合格。

3. 崩解度　片剂服用后,必须破碎成小颗粒,形成较大的比表面积,以利于药物的溶出。崩解是溶出的前提条件。

4. 溶出度　药物从崩解后的颗粒中溶出后才能吸收而发挥治疗作用。对于一些难溶性药物的片剂,溶出是吸收的限速过程。因此,片剂的溶出度是体外和生产中重要的质量指标。

另外,片剂的质量标准还包括药物的均匀度和片剂的外观等。

（二）实训所需仪器与材料

电子天平,片剂硬度仪,崩解仪,溶出仪等。

（三）实施要点

1. 片重差异　取 20 片精密称定总重,求得平均片重,再分别称定各片的重量。

2. 硬度　手工检查法:取一药片置于中指、食指间,以拇指用适当压力压片,不应立即碎裂为两半以上的碎块。

可应用片剂硬度仪进行测定。

3. 崩解时间　使用吊篮法,取药片分别置于崩解仪的玻璃管中,吊篮浸入 1 000 ml 烧杯中,调节吊篮位置使其下降时筛网距离烧杯底部 25 mm,按一定的频率和幅度往复运动(每分钟

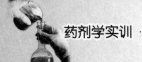

30～32 次),烧杯内崩解液体介质一般为水,水的添加量需使水位高度在吊篮上升时筛网在水面下 15 mm 处,调恒温至 3 731 ℃。从片剂置于玻璃管时开始计时,至片剂全部或崩解成碎片并全部通过玻璃管底部的筛网为止,该时间即为片剂的崩解时间。

除另有规定外,取供试片 6 片,普通片剂各片均应在 15 分钟内完全崩解。如有 1 片不能完全崩解,应另取 6 片复试,均应符合规定。

4. 溶出度测定　采用转篮法测定,每篮中放入氯苯那敏片 2 片,以人工胃液 900 ml(浓盐酸 9 ml 加水至 1 000 ml 配制人工胃液)为溶出介质。**注意**:一定要用 1 000 ml 大量筒定量取 900 ml。转速为每分钟 50 转,采用微孔滤膜,在 5、10、20、30、40、45 分钟过滤取样,每次抽取溶液 5 ml,并补充溶出介质 5 ml,照分光光度法,在 264 nm 处测定吸收度,按 $C_{16}H_{19}ClN_2 \cdot C_4H_4O_4$ 的百分吸光系数为 217 计算溶出量,并作图。

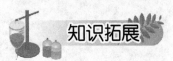

怎样从外观检查片剂质量?

片剂是家庭常备用药,但是在储存过程中有很多影响药品质量的外界因素,如空气、日光、温度、湿度、微生物和昆虫、时间等。对出现下列现象者就不可再使用。①裂片:药片从腰间开裂或顶部脱落一层。②松片:将药片放在中指与食指间,用拇指轻压即碎裂。③变色:片剂由原来的颜色变深或由白色变为黄色或其他颜色时,如维生素 C 片,异烟肼片受空气气、光、热、潮湿等因素影响易发生变色。④析出结晶:含乙酰水杨酸的片刑(如阿斯匹林片)吸潮后分解析出针状结晶,常吸附在片子表面或瓶子内壁,其分解产物刺激性强大。⑤粘连、溶化、松散:含有吸潮潮性药物的药片,吸潮后可发生粘连,甚至溶化,如复方甘草片。⑥发霉、虫蛀:由于药品包装不严密或储存不当,药片在潮湿、温暖的条件下,微生物和霉菌很快繁殖。⑦检查药品内外包装是否破损,以及是否在有效期内非常重要,超过有效期的药品不能再使用。

1. 一般片剂的崩解时限为多少?

2. 片剂的崩解时限合格,是否还需要测定其溶出度?

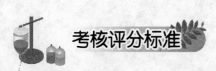

考核评分标准

片剂的质量检查技能考核评价标准

班级:　　　　　姓名:　　　　　学号:　　　　　得分:

测试项目	技能要求	分值	得分
实训准备	1. 着装整洁,卫生习惯好 2. 预习实验内容、相关知识,正确选择所需的材料及设备,正确洗涤	5	
实训记录	正确、及时记录实验的现象、数据	10	
实训操作	按照实验步骤正确进行实验操作及仪器使用,按时完成: 1. 片重差异的正确测量与计算 2. 硬度正确测量与计算 3. 脆碎度正确测量与计算 4. 溶出度正确测量与计算	10 60	
清场	按要求清洁仪器设备、实验台、摆放好所用药品	5	
实训报告	实验报告工整,项目齐全,结论准确,并能针对结果进行分析讨论	10	
合计		100	

监考教师:　　　　　　　　　　　考核时间:

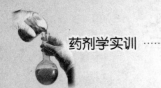
实训九　复方碘溶液的制备

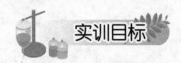

实训目标

1. 掌握溶解度的概念,影响因素及增加药物溶解度的方法。
2. 掌握溶液剂的概念及制备方法。
3. 掌握助溶剂的作用原理。

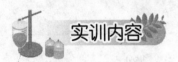

实训内容

(一)实训相关知识

溶液型液体制剂是指小分子药物以分子或离子(直径在 1 nm 以下)状态分散在溶剂中所形成的均匀分散的液体药剂。包括溶液剂、糖浆剂、芳香水剂、醑剂、甘油剂、酊剂等。

特点:药物分散度大,易吸收;稳定性差,特别是某些药物的水溶液;多采用溶解法制备等。

溶液剂系药物溶解于溶剂中所形成的澄明液体制剂,可内服也可外用。

溶液剂的制备方法有三种,包括溶解法、稀释法和化学反应法。

溶解法操作要点:

1. 取总量 1/2～3/4 的溶剂加入药物搅拌溶解。

2. 小量药物或附加剂或溶解度小的药物应先溶解。

3. 难溶性药物采用适当方法增加溶解度,溶解缓慢的药物采用粉碎、搅拌或加热等措施加快溶解。

4. 液体药物及挥发性药物应最后加入。

5. 溶剂应通过滤器加至全量。

溶解度(solubility)系指在一定温度(气体在一定压力下),在一定溶剂中达饱和时溶解的最大药量,是反映药物溶解性的重要指标。

溶解度有两种表示方法:

1. 溶解度常用一定温度下 100 g 溶剂中(或 100 g 溶液或 100 ml 溶液)溶解溶质的最大克数来表示。

2. 溶解度也可用物质的摩尔浓度(mol/L)表示。

增加药物溶解度的方法:

1. 制成可溶性的盐。

2. 药物分子引入亲水性基团。

3. 使用复合溶剂如潜溶剂。

4. 加入助溶剂、增溶剂。

助溶系指难溶性药物与加入的第三种物质在溶剂中形成可溶性络合物、复合物或缔合物等,以增加药物在溶剂(主要是水)中的溶解度,这第三种物质称为助溶剂。

助溶剂可溶于水,多为低分子化合物,可与药物形成络合物等。

例如:碘通常在水中的溶解度是1:2 950,但是加入适量KI,可以明显增加碘在水中的溶解度。

(二)实训所需仪器与材料

烧杯、玻璃棒、天平、10 ml 量筒、50 ml 容量瓶。

处方:碘　　　　　　2.5 g

　　　碘化钾　　　　5 g

　　　蒸馏水　　　　加至 50 ml

(三)实施要点

取碘化钾置容器内,加蒸馏水 5 ml,搅拌使溶解,再将碘加入溶液,加蒸馏水至全量,混匀,即可。

工艺流程图如图 9-1:

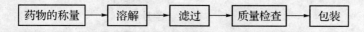

图 9-1　复方碘溶液的制备工艺流程

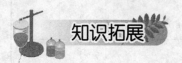
知识拓展

复方碘溶液制备注意事项

1. 碘具有腐蚀性,称量时可用玻璃器皿或蜡纸,不宜用普通纸,并不得接触皮肤与黏膜。

2. 处方中 KI 起助溶剂和稳定剂的作用,因碘有挥发性又难溶于水(1:2 950),碘化钾可与碘生成易溶性配合物而溶解,同时此配合物可减少刺激性。

3. 在制备时,为使碘能迅速溶解,宜先将碘化钾加适量蒸馏水(1:1)配成近饱和溶液,然后加入碘溶解。

4. 碘溶液具有氧化性,应贮存于密闭玻璃塞瓶内。

思考题

1. 什么是溶解度？什么是助溶剂？

2. 溶解法制备溶液剂的操作方法及要点有哪些？

3. 在本实验中，KI主要起什么作用？原理是什么？

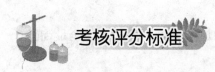 **考核评分标准**

复方碘溶液的制备技能考核评价标准

班级：　　　　　姓名：　　　　　学号：　　　　　得分：

测试项目	技能要求	分值	得分
实训准备	1. 着装整洁，卫生习惯好 2. 预习实验内容、相关知识，正确选择所需的材料及设备，正确洗涤	5	
实训记录	正确、及时记录实验的现象、数据	10	
实训操作	1. 按照实际操作计算处方中的药物用量，正确称量药物	10	
	2. 按照实验步骤正确进行实验操作及仪器使用，按时完成： (1) 称取碘化钾置容器内，加蒸馏水5 ml，搅拌使溶解 (2) 将碘加入溶液搅拌溶解 (3) 在容量瓶中加蒸馏水至全量 (4) 定容，混匀	50	
成品质量	本品外观澄明，药物溶解充分，定容体积准确	10	
清场	按要求清洁仪器设备、实验台，摆放好所用药品	5	
实训报告	实验报告工整，项目齐全，结论准确，并能针对结果进行分析讨论	10	
合计		100	

监考教师：　　　　　　　　　　　　考核时间：

实训十　炉甘石洗剂的制备

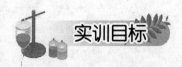

实训目标

1. 掌握混悬型液体制剂的制备方法。
2. 掌握混悬剂沉降体积比的测定，并学会筛选最佳处方的方法。
3. 了解影响混悬型液体制剂稳定性的因素。

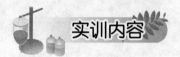

实训内容

（一）实训相关知识

1. **混悬剂的特点**　混悬剂系指难溶性固体药物以细小的微粒（$>0.5\ \mu m$）分散在液体介质中形成的非均相体系。

长期储存中混悬剂的药物微粒因受重力作用会发生自然沉降现象。其微粒沉降速度 V 符合 Stoke's 定律：

$$V = \frac{2r^2(\rho_1 - \rho_2)g}{9\eta}$$

根据 Stoke's 定律，采用减小微粒半径 r；减小微粒与分散介质的密度差（$\rho_1 - \rho_2$）；增加分散介质粘度 η 的方法都可以减小微粒沉降速率，提高混悬剂的稳定性。

符合质量要求的混悬剂应具有如下特点：①药物颗粒细腻，分散均匀；②颗粒下降缓慢，沉降容积比 F 较大；③颗粒沉降后，不易结成硬块，经振摇又能均匀分散。

2. **制备混悬剂需注意的问题**　制备混悬剂时应尽可能使其微粒分散均匀，降低微粒的沉降速度，增加混悬剂的稳定性。①在实训工作中常用加液研磨法制备混悬剂，"研磨"使固体药物微粒 r 更细小。②加入"助悬剂"如海藻酸钠、甲基纤维素、羧甲基纤维素钠等，除使分散介质黏度增加外，还能形成一个带电的水化膜包在微粒表面，防止微粒聚集。③加入"润湿剂"，如表面活性剂聚山梨酯类、十二烷基硫酸钠等，能有效地解决疏水性药物不易被水润湿的问题，能产生较好的分散效果。④加入絮凝剂，能降低微粒的表面自由能形成疏松的絮状聚集体，使混悬剂稳定；加入反絮凝剂增加混悬剂流动性，使之易于倾倒。

（二）实训所需仪器与材料

托盘天平、乳钵、具塞量筒、烧杯、量筒（10 ml、50 ml）等。

处方如下：考察不同附加剂对炉甘石洗剂稳定性的影响（表 10-1）。

表 10-1　不同附加剂对炉甘石洗剂稳定性的影响

组成	处方1	处方2	处方3	处方4	处方5
炉甘石/g	2.0	2.0	2.0	2.0	2.0
氧化锌/g	1.0	1.0	1.0	1.0	1.0
甘油/ml	1.5	1.5	1.5	1.5	1.5
西黄蓍胶/g	0.1				
羧甲基纤维素钠/g		0.1			
聚山梨酯-80/g			0.4		
枸橼酸钠/g				0.1	
纯化水至/ml	20.0	20.0	20.0	20.0	20.0

（三）实施要点

1. 制备混悬剂的稳定剂

（1）处方一助悬剂，称取西黄蓍胶 0.1 g，滴数滴乙醇润湿后加 6 ml 纯化水，制成胶浆，备用。

（2）处方二助悬剂，称取 CMC-Na 0.1 g，加 6 ml 纯化水溶胀，制成胶浆，备用。

（3）处方三润湿剂，称取聚山梨酯-80 0.4 g，配成 10%的水溶液，备用。

（4）处方四絮凝剂，称取枸橼酸钠 0.1 g，加纯化水 6 ml 溶解，备用。

2. 炉甘石洗剂的制备　取过 120 目筛的炉甘石、氧化锌细粉，置研钵中，加甘油、适量纯化水研匀；再按各号处方加入稳定剂研成糊状，充分研磨均匀，最后加纯化水至足量，即得。注意制备不同处制，加液量、研磨时间及研磨力应尽可能保持一致，加液研磨的时间不少于 20 分钟，制备时各处取 3/5 溶媒使药物溶解并完全转移至具赛量筒中。

工艺流程图如图 10-1：

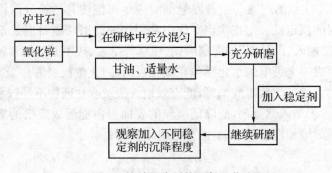

图 10-1　炉甘石洗剂的制备工艺流程

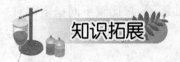

知识拓展

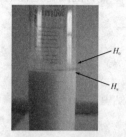

混悬剂质量检查及稳定剂效果评价

沉降体积比的测定如图 10-2 所示：①将制备好的炉甘石洗剂分别倒入 50 ml 具塞刻度量筒，密塞，用力振摇 1 分钟，静置观察。②记录混悬液的开始高度 H_0，并按表 10-2 所规定的时间测定沉降物的高度 H_u，按沉降体积比公式（$F = H_u / H_0$）计算各个时间点的沉降体积比。F 值在 0～1 之间，其数值越接近于 1，混悬剂愈稳定。③据实验记录描绘出各处方的沉降曲线，以沉降容积比 F 为纵坐标，时间 t 为横坐标，绘制表 10-2。

图 10-2　炉甘石洗剂 F 值测定

表 10-2　沉降体积比与时间的关系

沉降时间（min）	沉降体积比	处方编号				
		1	2	3	4	5
5	F_1					
15	F_2					
30	F_3					
45	F_4					
60	F_5					

思考题

1. 写出与混悬剂稳定性相关的影响因素。

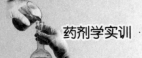
2. 本次实训采用分散法制备,通过绘制沉降体积比与时间的曲线图,来比较不同稳定剂对炉甘石洗剂稳定性的影响,并筛选出最优处方说明原因。

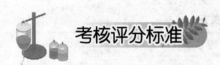

考核评分标准

炉甘石洗剂的制备技能考核评价标准

班级: 姓名: 学号: 得分:

测试项目	技能要求	分值	得分
实训准备	预习实训内容;正确选择仪器,准备玻璃器皿(荡洗、摆放整齐)	10	
实训记录	正确、及时记录实验的现象、数据	10	
实训操作	天平的正确使用;规范称量、量取药物	5	
	稳定剂如西黄蓍胶、羧甲基纤维素钠等是否先制备好	8	
	炉甘石、氧化锌是否用甘油和少量的水润湿	5	
	是否取 3/5 溶媒使药物溶解并转移完全	5	
	主附药加入顺序是否正确	5	
	转移药物是否使用玻棒引流	2	
	炉甘石洗剂总装量 20 ml 是否正确	5	
	研钵是否有药物残留,药物是否转移完全	5	
	制备不同处方加液量、研磨时间及研磨力应尽可能保持一致	5	
成品质量	混悬剂的微粒要均匀,细腻,沉降速度要慢,装量正确	15	
清场	按要求清洁仪器设备、实验台,摆放好所用药品	5	
实训报告	实验报告工整,项目齐全,讨论筛选出最优处方	15	
合计		100	

监考教师: 考核时间:

实训十一　乳剂的制备

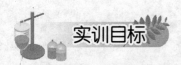

实训目标

1. 掌握制备乳剂的三种方法"干胶法"、"湿胶法"和"新生皂法"。
2. 掌握鉴别乳剂类型的方法,并比较不同方法制备乳剂的液滴粒度大小、均匀度。
3. 了解影响乳剂不稳定的因素。

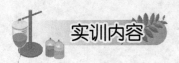

实训内容

(一)实训相关知识

乳剂是指两种互不相溶的液体所组成的非均相分散系统,其中一种液体以细小液滴的形式分散在另一种液体中,形成油包水(W/O)型或水包油(O/W)型的乳浊液。乳剂的分散相(细小液滴)的直径一般在 $0.1\sim10\ \mu m$ 范围。

由于乳剂是热力学不稳定体系,为了使分散相的液滴稳定,一般加入乳化剂来降低油水界面张力,并在乳滴周围形成牢固的乳化膜。常用的乳化剂有表面活性剂、阿拉伯胶、西黄蓍胶、氢氧化钙等。一般可用稀释法或染色镜检法鉴别。

乳剂常用的制备方法有:①干胶法;②湿胶法;③新生皂法;④机械法。本次实训乳的制备采用乳钵研磨和瓶中振摇的方式。

制备注意事项:

1. 干胶法

(1)应选用内壁干燥且较为粗糙的瓷乳钵。

(2)量油和量水的量筒禁止混用,否则胶会粘结成团,乳剂中出现肉眼可见的大油滴。

(3)油相与乳化剂充分研匀后,按油:水:胶为 3:2:1 比例一次加水 8 ml,研磨沿同一方向,用力均匀。

2. 湿胶法

(1)应选用内壁干燥且较为粗糙的瓷乳钵。

(2)胶浆(胶:水为 1:2)应提前制备。

(3)磨时用力均匀,向一个方向不停研磨。初乳形成的油:水:胶比例为 4:2:1。

(4)在制备初乳时,加入水量不足或加水过慢均极易形成 W/O 型初乳,此后很难转变为

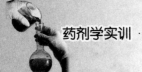

O/W 型。

3. **新生皂法** 本品的乳化剂是氢氧化钙溶液与花生油中所含的少量游离脂肪酸经皂化反应产生的新生钙皂。

(二)实训所需仪器与材料

乳钵、具塞玻璃瓶、具塞刻度试管、烧杯、研钵、显微镜等。

处方一:液体石蜡乳的制备

液状石蜡	12 ml
阿拉伯胶	4 g
5%尼泊金乙酯醇溶液	0.1 ml
纯化水至	30 ml

处方二:鱼肝油乳剂的制备

鱼肝油	12.5 ml	香精	1%
阿拉伯胶粉	3.1 g	尼泊金乙酯	5%
西黄蓍胶粉	0.2 g	纯化水至	25 ml

处方三:石灰搽剂的制备

氢氧化钙溶液	10 ml	花生油	10 ml

(三)实施要点

1. "干胶法"制备液状石蜡乳

制法:将阿拉伯胶粉置干燥乳钵中,加入液状石蜡中研匀;加 8 ml 纯化水不断研磨至发出劈裂声,制得稠厚乳白色的初乳;用纯化水将初乳分次转移至量杯中,加尼泊金乙酯醇溶液,水至 30 ml,搅拌均匀,即得(尼泊金乙酯醇溶液的配制:将尼泊金乙酯 0.05 g 溶于 1 ml 乙醇溶液中)。

工艺流程图如图 11-1:

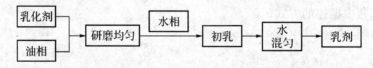

图 11-1 "干胶法"制备液状石蜡乳工艺流程

2. "湿胶法"制备鱼肝油乳

制法:取纯化水 6.2 ml 与阿拉伯胶置干燥乳钵中,研匀,缓缓逐滴加入鱼肝油 12.5 ml,迅速向同一方向研磨,制成稠厚的初乳。然后加入香精,尼泊金乙酯,再缓缓加入西黄蓍胶浆与适量水至 25 ml,研匀,即得(西黄蓍胶浆的配制:取西黄蓍胶 0.2 g 置干燥的乳钵中,加乙醇几滴润湿后,一次加入水 5 ml,研磨均匀)。

工艺流程图如图 11-2:

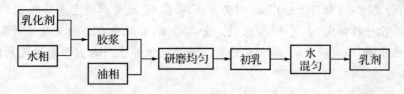

图 11－2　"湿胶法"制备鱼肝油乳剂工艺流程

3. "新生皂法"制备石灰搽剂

制法：将氢氧化钙溶液和花生油置具塞试管中混合，经振摇后即得(氢氧化钙溶液的配制，氢氧化钙 0.3 g，加冷蒸馏水 100 ml，剧烈振摇，放置 1 小时后取上层澄清液，备用)。

工艺流程图如图 11－3：

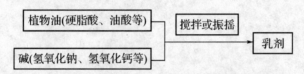

图 11－3　"新生皂法"制备石灰搽剂工艺流程

4. 乳剂类型的鉴别

(1) 染色法：将上述乳剂分别涂在载玻片上，滴加油溶性苏丹红染色，在显微镜下观察；滴加水溶性亚甲蓝同法镜检。根据内外相染色的结果判断乳剂的类型，如图 11－4 所示(要点：染色法所用检品及试剂，用量不宜过多，以防污染或腐蚀显微镜)。

(2) 稀释法：取试管三支，分别加入上述乳剂各 1 ml，加 5 ml 水稀释振摇，观察。如能被水稀释的为 O/W 型，否为 W/O 型(表 11－1)。

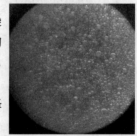

图 11－4　亚甲蓝式液染色图

表 11－1　乳剂类型鉴别结果

项 目	苏丹红试液		亚甲蓝试液		稀释法	类 型
	外相	内相	外相	内相		
液状石蜡乳						
鱼肝油乳						
石灰搽剂						

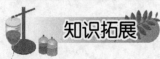

乳化剂的作用主要是降低油水两相的界面张力，形成牢固的乳化膜，决定乳剂的类型。一般乳化剂的亲水亲油平衡值 HLB 在 3～6 范围内有利于形成 W/O 型乳化液；HLB 在 11～15 范围内，有利于形成 O/W 型乳化液。

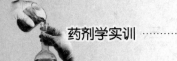
乳化剂的种类很多,应用十分广泛:制药行业,如乳剂、软膏剂的生产。化妆品行业,如护肤品润肤蜜、保湿乳一般制成"水包油"型乳剂。食品行业,如既含有蛋白质及果汁微粒形成的悬浮液、脂肪的乳浊液,又有糖类、盐类形成的真溶液的乳饮品生产时需添加适量的乳化剂、增稠剂以增加饮品的稳定性。

思考题

1. 分析液状石蜡乳、鱼肝油乳及石灰搽剂处方中各组分的作用。

2. 在实际操作中,比较干胶法与湿胶法在制备过程中的异同点。

3. 用显微镜观察比较这三种方法制备的乳剂粒液滴粒度大小、均匀度。

4. 如何判断液状石蜡乳、鱼肝油乳及石灰搽剂各属于什么类型?

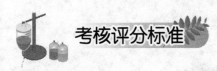

考核评分标准

乳剂的制备技能考核评价标准

班级：　　　　　姓名：　　　　　学号：　　　　　得分：

测试项目	技能要求		分值	得分
实训准备	预习实训内容；正确选择仪器，准备玻璃器皿（荡洗、摆放整齐）		10	
实训记录	正确、及时记录实验的现象、数据		8	
实训操作	天平的正确使用；规范称量、量取药物		6	
	干胶法制备	接触液状石蜡的量筒和瓷乳钵是否烘干	5	
		是否将阿胶伯胶粉分次加入液状石蜡中研成混合液	5	
		纯化水是否是一次加入乳钵中，研至初乳生成	5	
		乳钵应选用内壁较为粗糙的瓷乳钵	3	
		制备时是否按一个方向研磨	6	
	湿胶法制备	乳化剂阿拉伯胶浆是否提前制备好	5	
		乳钵应选用内壁较为粗糙的瓷乳钵	3	
		制备时是否按一个方向研磨	6	
	新生皂法制备	振摇的时间是否充足，观察石灰搽剂的性状	8	
	乳剂鉴别	乳剂染色法、稀释法的操作	10	
清场	按要求清洁仪器设备、实验台，摆放好所用药品		5	
实训报告	实验报告工整，项目齐全，结果讨论分析		15	
合计			100	

监考教师：　　　　　　　　　　　　考核时间：

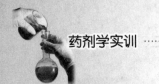

实训十二　软膏剂的制备

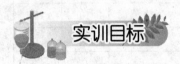

实训目标

1. 通过软膏剂的制备,学会软膏剂、乳膏剂制备的基本操作,药物加入基质的方法。
2. 掌握乳化法制备软膏剂的方法。
3. 熟悉研磨法、熔融法制备软膏剂的方法。
4. 认识本实训中使用到的设备,并能规范使用。

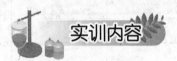

实训内容

(一) 实训相关知识

　　软膏剂指药物与油脂性或水溶性基质混合制成的均匀的半固体外用制剂。因药物在基质中分散状态不同,有溶液型软膏剂和混悬型软膏剂之分。溶液型软膏剂为药物溶解(或共熔)于基质或基质组分中制成的软膏剂;混悬型软膏剂为药物细粉均匀分散于基质中制成的软膏剂。

　　制备软膏的基本要求,必须使药物在基质中分布均匀,细腻,以保证药物剂量与药效,这与制备方法的选择关系密切。软膏剂的制备,按照形成的软膏类型,制备量及设备条件不同,采用的方法也不同。溶液型或混悬型软膏常采用研磨法或熔融法。乳膏剂常在形成乳剂型基质过程中或在形成乳剂型基质后加入药物,称为乳化法。在形成乳剂型基质后加入的药物常为不溶性的微细粉末,实际上也属混悬型软膏。油脂性基质的软膏主要采用研磨法和熔融法。

　　1. 研磨法　基质为油脂性的半固体时,可直接采用研磨法(水溶性基质和乳剂型基质不宜用)。一般在常温下操作时,先取适量的基质与药物粉末研和成糊状,再按等量递加的原则与其余基质混匀,至涂于手背上无颗粒感为止。此法适用于小量制备、不耐热的药物且药物为不溶于基质者。小量制备时可采用软膏板、软膏刀研和法;当有液体组分,用上述方法不方便时,可采用乳钵、杵棒研和法;大量生产时用机械研和法,多采用三滚筒研磨机(图 12 - 1)。

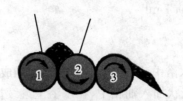

图 12－1　三滚筒旋转方向示意图

2. 熔融法　大量制备油脂性基质时,常用熔融法。特别适用于含固体成分的基质,先加温熔化高熔点基质后,再加入其他低熔成分熔合成均匀基质。然后加入药物,搅拌均匀冷却即可。药物不溶于基质,必须先研成细粉筛入熔化或软化的基质中,搅拌混合均匀。若不够细腻,需要通过研磨机进一步研匀,使无颗粒感,常用三滚筒软膏机,使软膏受到滚辗与研磨,使软膏细腻均匀。

采用熔和法时还应注意:①冷却速度不可过快,以防止基质中高熔点组分呈块状析出;②冷凝为膏状后应停止搅拌,以免带入过多气泡;③挥发性成分应等冷至近室温时加入。

3. 乳化法　将处方中的油脂性和油溶性组分一起加热至 80 ℃左右成油溶液(油相),另将水溶性组分溶于水后一起加热至 80 ℃成水溶液(水相),使温度略高于油相温度,然后将水相逐渐加入油相中,边加边搅至冷凝,最后加入水、油均不溶解的组分,搅匀即得。

乳化法中应注意的问题:

(1) 油、水两相的混合方法:①分散相逐渐加入到连续相中,适用于含小体积分散相的乳剂系统。②连续相逐渐加到分散相中,适用于多数乳剂系统。此种混合方法在混合过程中乳剂会发生转型,从而使分散相粒子更细小。③两相同时掺合,适用于连续或大批量生产,需要一定的设备,如输送泵、连续混合装置等。

(2) 在油、水两相中均不溶解的组分最后加入,混匀。

(3) 大量生产时,因油相温度不易控制均匀冷却,或两相搅拌不均匀,常致成品不够细腻,如有需要,在乳膏冷至 30 ℃左右时可再用胶体磨或软膏研磨机使其更均匀细腻。

(二) 实训所需仪器与材料

天平、烧杯(2 个)、水浴锅、温度计、玻璃棒、试管夹等。

处方:十六醇　　　　　2.0 g

　　单甘酯　　　　　2.0 g

　　硬脂　　　　　　3.0 g

　　白凡士林　　　　2.0 g

　　液体石蜡　　　　6.0 g

　　SDS　　　　　　0.2 g(十二烷基硫酸钠)

　　三乙醇胺　　　　0.2 g(4～5 滴)

　　甘油　　　　　　3.0 g

　　蒸馏水　　　　　加至 30 ml

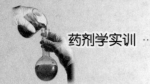
尼泊金   0.1 ml

（三）实施要点

取油相成分于小烧杯中置水浴中 75～80 ℃熔化,取水相成分于另一小烧杯中于水浴 75～80 ℃中溶解,将水相成分以细流状加入油相中,在水浴上继续搅拌几分钟,然后在室温条件下搅拌至冷凝,加香精和尼泊金混匀即可。

工艺流程图如图 12-2:

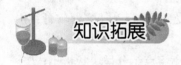

基质的处理 → 配制 → 灌封 → 质量检查 → 包装

图 12-2　软膏剂的制备工艺流程

知识拓展

药物的加入方法

1. 药物不溶于基质或基质的任何组分中时,必须将药物粉碎至细粉(眼膏中药粉细度为 75 μm 以下)。若用研磨法,配制时取药粉先与适量液体组分,如液状石蜡、植物油、甘油等研匀成糊状,再与其余基质混匀。

2. 药物可溶于基质某组分中时,一般油溶性药物溶于油相或少量有机溶剂,水溶性药物溶于水或水相,再吸收混合或乳化混合。

3. 药物可直接溶于基质中时,则油溶性药物溶于少量液体油中,再与油脂性基质混匀成为油脂性溶液型软膏。水溶性药物溶于少量水后,与水溶性基质成水溶性溶液型软膏。

4. 具有特殊性质的药物,如半固体黏稠性药物(如鱼石脂或煤焦油),可直接与基质混合,必要时先与少量羊毛脂或聚山梨酯类混合再与凡士林等油性基质混合。若药物有共熔性组分(如樟脑、薄荷脑、麝香草酚)时,可先共熔再与基质混合。

5. 中药浸出物为液体(如煎剂、流浸膏)或为固体浸膏时,可先浓缩至稠膏状再加入基质中。固体浸膏可加少量水或稀醇等研成糊状,再与基质混合。

思考题

1. 实训中所制备的软膏基质属于哪种类型? 试分析处方组成。

2. 软膏剂的质量要求有哪些?

3. 制备过程中药物加入的方法与原则有哪些?

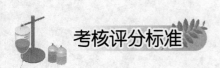 考核评分标准

软膏剂的制备技能考核评价标准

班级:　　　　　　姓名:　　　　　　学号:　　　　　　得分:

测试项目	技能要求	分值	得分
实训准备	1. 着装整洁,卫生习惯好 2. 预习实验内容、相关知识,正确选择所需的材料及设备,正确洗涤	5	
实训记录	正确、及时记录实验的现象、数据	10	
实训操作	1. 按照实际操作计算处方中的药物用量,正确称量药物	10	
	2. 按照实验步骤正确进行实验操作及仪器使用,按时完成: (1)取油相成分于小烧杯中置水浴中75～80 ℃熔化 (2)取水相成分于另一小烧杯中于水浴75～80 ℃中溶解 (3)将水相成分以细流状加入油相中,在水浴上继续搅拌几分钟 (4)在室温条件下搅拌至冷凝,加香精和尼泊金混匀	50	
成品质量	本品外观(色泽均匀一致,质地细腻,无污物,无粗糙感)、融程、稠度等均符合《中国药典》要求	10	
清场	按要求清洁仪器设备、实验台、摆放好所用药品	5	
实训报告	实验报告工整,项目齐全,结论准确,并能针对结果进行分析讨论	10	
合计		100	

监考教师:　　　　　　　　　　　考核时间:

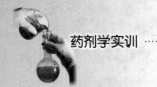

实训十三　甘油栓的制备

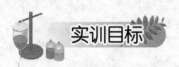

实训目标

1. 了解各类栓剂基质的特点及适用情况。
2. 掌握熔融法制备栓剂的特点及适用情况。

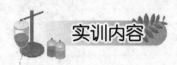

实训内容

(一)实训相关知识

1. **基本概念和原理**　栓剂系指药物与适宜基质制成的供腔道给药的固体制剂。栓剂因使用腔道部位和作用的不同,其大小和形状各不相同。常用的有阴道栓和肛门栓。

栓剂中药物与基质应混合均匀,栓剂外形要完整光滑;塞入腔道后应无刺激性,应能融化、软化或溶化,并与分泌液混合,逐渐释放出药物,产生局部作用;并应有适宜的硬度,以免在包装或贮藏时变形。

通常情况下栓剂模型的容积是固定的,由于药物和基质密度的不同可容纳的质量也不同。通过置换价的计算可以确定栓剂基质的量。一般用同体积药物和可可豆脂的重量比表示置换价。如鞣酸的置换价为1.6,即表示1.6 g鞣酸和1 g可可豆脂所占的容积相等。

栓剂常用油脂性基质和水溶性或亲水性基质。一般采用热熔法制备栓剂。

2. **制备注意事项**　制备甘油栓时,水浴要保持沸腾,且蒸发皿底部要接触水面,使硬脂酸细粉(少量分次加入)与碳酸钠充分反应,直至泡沸停止、溶液澄明、皂化反应完全,才能停止加热。化学反应式如下:

$$2C_{17}H_{35}COOH + Na_2CO_3 \longrightarrow 2C_{17}H_{35}COONa + CO_2\uparrow + H_2O$$

产生的二氧化碳须除尽,否则所得的栓剂内含有气泡,影响美观。也有处方用硬脂酸钠直接和甘油加热混合制备,避免了皂化反应过程,提高了栓剂的质量。

(二)实训所需仪器与材料

天平,10 ml量筒,50 ml烧杯,玻璃棒,水浴锅,润滑剂,栓模等。

处方:甘油　　　　　　　　8.0 g

无水碳酸钠　　　　　　0.2 g

硬脂酸	0.8 g
蒸馏水	2.3 ml(制备过程中消失)

(三)实施要点

取无水碳酸钠与蒸馏水共置于烧杯中,加甘油混合,置水浴加热,缓缓加入锉细的硬脂酸,随加随搅,待泡沫消失,溶液澄明时,倒入涂有润滑剂的栓模内冷凝,取出去除溢出的部分,即得成品。

工艺流程图如图 13-1:

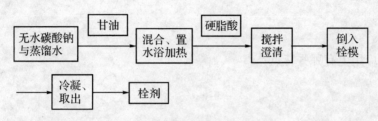

图 13-1　甘油栓的制备工艺流程

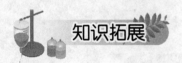

栓剂的应用

栓剂为古老剂型之一,在公元前 1550 年的埃及《伊伯氏纸草本》中即有记载。中国使用栓剂也有悠久的历史,《史记·仓公列传》有类似栓剂的早期记载,后汉张仲景的《伤寒论》中载有蜜煎导方,就是用于通便的肛门栓;晋代葛洪的《肘后备急方》中有用半夏和水为丸纳入鼻中的鼻用栓剂和用巴豆、鹅脂制成的耳用栓剂等;其他如《千金方》、《证治准绳》等亦载有类似栓剂的制备与应用。

栓剂应用的历史已很悠久,但都认为是局部用药起局部作用的。随着医药事业的发展。逐渐发现栓剂不仅能起局部作用,而且还可以通过直肠等吸收起全身作用,以治疗各种疾病。由于新基质的不断出现和使用机械大量生产,以及应用新型的单个密封包装技术等,近几十年来国内外栓剂生产的品种和数量显著增加,中药栓剂不断涌现,有关栓剂的研究报道也日益增多,这种剂型又重新被重视起来了。

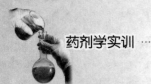
 思考题

1. 甘油栓的制备原理及操作时的注意事项有哪些?

2. 栓剂在应用上有哪些特点?

甘油栓的制备技能考核评价标准

班级:　　　　　姓名:　　　　　学号:　　　　　得分:

测试项目	技能要求	分值	得分
实训准备	1. 着装整洁,卫生习惯好 2. 预习实验内容、相关知识,正确选择所需的材料及设备,正确洗涤	5	
实训记录	正确、及时记录实验的现象、数据	10	
实训操作	1. 按照实际操作计算处方中的药物用量,正确称量药物	10	
	2. 按照实验步骤正确进行实验操作及仪器使用,按时完成: (1) 取无水碳酸钠与蒸馏水共置于烧杯中,加甘油混合,置水浴加热 (2) 缓缓加入锉细的硬脂酸,随加随搅,待泡沫消失,溶液澄明时,倒入涂有润滑剂的栓模内 (3) 冷凝,取出去除溢出的部分,即得	50	
成品质量	本品外观符合《中国药典》要求	10	
清场	按要求清洁仪器设备、实验台,摆放好所用药品	5	
实训报告	实验报告工整,项目齐全,结论准确,并能针对结果进行分析讨论	10	
合计		100	

监考教师:　　　　　　　　　　　　　　　考核时间:

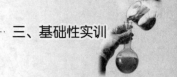

实训十四　膜剂的制备

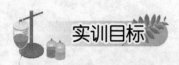

实训目标

1. 掌握小剂量制备膜剂的方法和操作注意事项。
2. 熟悉常用成膜材料的性质和特点。

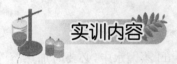

实训内容

（一）实训相关知识

1. 基本概念和原理　膜剂是指将药物溶解或均匀分散于成膜材料中经加工制成的薄膜状制剂，供口服或黏膜用。通常厚度为 $0.1\sim0.2$ mm，不超过 1 mm。面积依临床应用部位而有差别。可供内服（如口服、口含、舌下）、外用（如皮肤、黏膜）、腔道用（如阴道、子宫腔）、植入用或眼用等。膜剂按结构分类有单层膜、多层膜、夹心膜等。由于生产工艺简单，易于掌握。既适合工厂用涂膜机大批量生产，也适用于医院制剂室小量生产。

膜剂的形成主要取决于成膜材料。常用的天然高分子材料有：明胶、阿拉伯胶、琼脂、海藻酸及其盐、纤维素衍生物等。常用的合成高分子材料有：丙烯酸树脂类、乙烯类高分子聚合物，如聚乙烯醇（PVA）及聚乙烯醇缩乙醛、聚乙烯吡咯烷酮（PVP）、乙烯-醋酸乙烯共聚物（EVA）及丙烯类等。成膜材料可分为水溶性和水不溶性两大类，其中最常用，且较为理想的水溶性成膜材料是 PVA。膜剂处方中除主药和成膜材料外，一般还需加入增塑剂、表面活性剂、填充剂、着色剂等附加剂，制备时需根据成膜材料性质加入适宜的脱膜剂，如以水溶性成膜材料 PVA 为膜材时，脱膜剂可采用液体石蜡。

药物如为水溶性，应与成膜材料制成具有一定黏度的溶液，如为不溶性药物，应粉碎成极细粉，并与成膜材料等混合均匀。膜剂的制备方法有多种，一般采用涂膜法（匀浆制膜法）来制备。

2. 制备注意事项

（1）CMC-Na 浸泡时间要长，一定要使其充分膨胀，然后加热使溶解。

（2）糖精钠、硝酸钾应完全溶解于水中后再与胶浆混匀，搅拌要缓慢，以免产生大量气泡。

（3）玻璃板可用铬酸清洁液处理，洗后自然晾干，或撒上滑石粉再擦去有利于药膜的脱膜，也可将聚乙烯薄膜铺于玻璃板上作为"垫材"，更利于药膜的脱膜。

（4）涂膜时不得搅拌，温度要适当，若过高可造成膜中发泡。

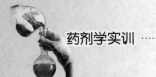

（5）制膜后应立即烘干,以免硝酸钾等析出结晶,造成药膜中有粗大结晶及药物含量不均匀。

（二）实训所需仪器与材料

烧杯、量筒、恒温水浴锅、玻璃板、烘箱、玻璃棒等。

硝酸钾牙用膜剂的制备处方:

硝酸钾	1.0 g
CMC－Na	2.0 g
聚山梨酯-80	0.2 g
甘油	0.5 g
糖精钠	0.1 g
蒸馏水	50 ml

（三）实施要点

（1）取 CMC－Na 加蒸馏水 40 ml 浸泡过夜后,于水浴上加热溶解,制成胶浆。

（2）取处方量的甘油、聚山梨酯-80、糖精钠、硝酸钾溶解于 10 ml 蒸馏水中,必要时加热溶解,然后与胶浆搅拌混匀;在 40 ℃保温静置,除去气泡。

（3）将玻璃板预热至相同温度后,涂膜,80 ℃干燥 15 分钟,脱膜即得。

工艺流程图如图 14－1:

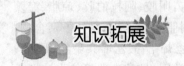

图 14－1 硝酸钾 SF 用膜剂的制备工艺流程

知识拓展

膜剂在生产与贮藏期间的要求

1. 成膜材料及其辅料应无毒、无刺激性、性质稳定、与药物不起作用。常用的成膜材料有聚乙烯醇、丙烯酸树脂类、纤维素类及其他天然高分子材料。

2. 药物如为水溶性,应与成膜材料制成具有一定黏度的溶液;如为不溶性药物,应粉碎成极细粉,并与成膜材料等混合均匀。

3. 膜剂外观应完整光洁,厚度一致,色泽均匀,无明显气泡。多剂量的膜剂,分格压痕应均匀清晰,并能按压痕撕开。

4. 膜剂所用的包装材料应无毒性、易于防止污染、方便使用,并不能与药物或成膜材料发生理化作用。

5. 除另有规定外,膜剂应密封贮存,防止受潮、发霉、变质。

思考题

1. 试分析实验处方中各成分的作用。

2. 膜剂在应用上有哪些特点?

膜剂的制备技能考核评价标准

班级:　　　　　　姓名:　　　　　　学号:　　　　　　得分:

测试项目	技能要求	分值	得分
实训准备	1. 着装整洁,卫生习惯好 2. 预习实验内容、相关知识,正确选择所需的材料及设备,正确洗涤	5	
实训记录	正确、及时记录实验的现象、数据	10	
实训操作	1. 按照实际操作计算处方中的药物用量,正确称量药物	10	
	2. 按照实验步骤正确进行实验操作及仪器使用,按时完成: (1) 取 CMC - Na 加蒸馏水 40 ml 浸泡过夜后,于水浴上加热溶解,制成胶浆 (2) 取处方量的甘油、聚山梨酯- 80、糖精钠、硝酸钾溶解于 10 ml 蒸馏水中,必要时加热溶解,然后与胶浆搅拌混匀;在 40 ℃保温静置,除去气泡 (3) 将玻璃板预热至相同温度后,涂膜,80 ℃干燥 15 分钟,脱膜即得	50	
成品质量	本品外观符合《中国药典》要求	10	
清场	按要求清洁仪器设备、实验台,摆放好所用药品	5	
实训报告	实验报告工整,项目齐全,结论准确,并能针对结果进行分析讨论	10	
合计		100	

监考教师:　　　　　　　　　　　　考核时间:

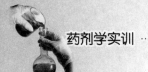

四、综合性实训

实训十五　片剂的制备

实训目标

在模拟仿真生产环境下完成片剂制备工作。要求：

1. 通过片剂制备，掌握片剂的制备工艺过程。
2. 熟悉常用压片机的使用方法。
3. 能够分析片剂处方的组成和各种辅料在压片过程中的作用。

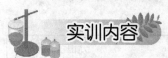

实训内容

（一）实训相关知识

压片时可能发生的问题及处理方法：

1. **片重差异**　在压片过程中质量差异不能超过规定的限度。但在压片过程中常常出现片重差异；其原因及处理方法简介如下。

（1）冲头长短不齐：易造成片重差异，故使用前应用卡尺将每个冲头检查合格后再用，如出现个别减少或因下冲运动失灵，致使颗粒的填充量比其他的少，可个别检查，清除障碍。

（2）加料斗高低装置不对：则可造成加料斗中颗粒落下的速度快，使加料器上堆积的颗粒多；或加料斗中颗粒落下速度慢，会使加料器上堆积的颗粒少，造成物料颗粒加入模孔时不平衡，这时可调整加料斗位置和挡粉板的开启度，使加料斗中颗粒保持一定数量，并使落下速度相等，使加料器上堆积的颗粒均衡，并使颗粒能均匀地加入到模孔内。

（3）加料斗或加料器堵塞：在压片时，如使用的颗粒细小、具有黏性或具有引湿性，或颗粒中偶有脏物使其流动不畅，影响片重，此时应立即停车检查。

（4）颗粒引起片重变化：颗粒过湿，细粉过多，颗粒粗细相差太大以及颗粒中润滑剂不足，均能引起片重差异的变化，应提高颗粒质量。

（5）产生片重变化的原因：总的来说是由于压片机故障或工作上疏忽造成的，故在压片过程中，应该作好机件保养工作，详细检查机件有无损坏，并每隔一定时间称片重一次。

2. 花斑产生的原因及解决办法

（1）颗粒过硬或有色片剂的颗粒松紧不均时，易产生花斑，遇此情况时颗粒应松软些，有色片剂多采用乙醇润湿剂进行制粒，最好不采用淀粉浆，这样制成的颗粒粗细均匀，松紧适宜，压成的片剂不易出现花斑。

（2）复方制剂中原辅料颜色差异太大，在制粒前未经磨碎或混合不匀的面容易产生花斑，这样的必须返工处理。压片时的润滑剂必须经细筛筛过并与颗粒充分混匀。

（3）易引湿的药品如三溴片、碘化钾片、乙酰水杨酸片等在潮湿情况下或与金属接触则易变色，可选择干燥天气和减少与金属接触来改善。

（4）压片时，上冲油垢过多，随着上冲移动而落于颗粒中产生油点。对于这种情况只需经常清除过多的油垢即可克服。

3. 叠片　是指两片压在一起，压片时由于粘冲或上冲卷边等原因致使片剂粘在上冲上，再继续压入已装颗粒的模孔中而成双片。或者由于下冲上升位置太低，而没有将压好的片剂及时送出，又将颗粒加入模孔中重复加压。这样，压力相对过大，机器易受损害。遇此情况应立即停车。叠片主要是使下冲上抬位置太低或机器受到障碍，可通过调换冲头，检修调节器来解决。

4. 松片　片剂压成后，用手轻轻加压即行碎裂，其原因如下。

（1）胶黏剂或润湿剂用量不足或选择不当：颗粒质松，细粉多，压片时即使加大压力也不能克服，可另选择黏性较强的胶黏剂或润湿剂重制颗粒。

（2）颗粒含水量太少：完全干燥的颗粒有较大的弹性变形，所压成片剂的硬度较差，许多含有结晶水的药物，在颗粒烘干时失去了一部分结晶水，颗粒变得松脆，就容易形成松片。遇此情况可在颗粒中喷入适量的稀乙醇（50%～60%），以恢复其适当的湿度，混合均匀后压片。

（3）药物本身的性质：如脆性、可塑性、弹性和硬度等，也有决定性的影响。脆性、塑性物质受压后变形，体积缩小，这两种变形是不可逆的，所成的片剂比较坚硬，弹性物质受压时变形缩小。而解压后因弹性而膨胀，故片剂疏松易裂，若药物过硬也难于压片。

（4）压力因素：压力过小引起松片多，若压片机冲头长短不齐，则片剂所受压力不同，故压力或冲头应调节适中。

5. 裂片　片剂受到振动或经放置时，从腰间开裂或顶部脱落一层，其原因如下。

（1）胶黏剂或润湿剂选择不当：用量不够，黏合力差，颗粒过粗、过细或细粉过多，使填充在模孔内的容量成分不均等。以控制细粉量不超过10%为宜，或与黏性较好的颗粒掺合压片。

（2）颗粒中油类成分比较多：减弱了颗粒间的黏合力，或由于颗粒太干以及含结晶水的药物失去结晶水过多而引起。此种情况可先用吸收剂将油类成分吸干后，再与颗粒混合压片。也可与含水较多的颗粒掺合压片。

（3）药物本身的特性：如富有弹性的纤维性药物在压片时也易裂片，可加糖粉克服。因在制粒时部分糖溶化并被纤维吸收，减少了纤维弹性。

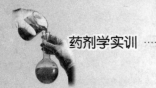

（4）压力过大片剂太厚,易产生裂片。

（5）冲模不合格,压力不均,使片剂部分受压过大而造成顶裂。

6. 崩解迟缓

（1）崩解剂选择不当、用量不足、干燥不够:例如淀粉不够干燥则吸水力不强,崩解力差。

（2）胶黏剂的黏性太强:用量过多或润滑剂的疏水性太强,均会造成崩解迟缓,可适当增加崩解剂的用量。

（3）压片时压力过大:片剂过于坚硬,可在不引起松片的情况下减少压力。

（二）实训所需仪器与材料

1. 仪器　托盘天平、烧杯、电炉、乳钵、玻棒、工业筛、烘箱、旋转压片机。

2. 材料　碳酸氢钠、淀粉、硬脂酸镁。

复方碳酸氢钠片的制备　处方:

碳酸氢钠	20 g	（主　药）
淀粉	2 g	（崩解剂）
10%淀粉浆	适量	（黏合剂）
硬脂酸镁	适量 0.7 g(3%)	（润滑剂）
共制片剂	40 片	

（三）实施要点

1. 原辅料处理　取碳酸氢钠与淀粉通过 80 目筛,置乳钵中研磨混匀。

2. 制湿粒

（1）10%淀粉浆制备:称取淀粉 5 g,缓缓加入纯化水 45 ml,水浴加热搅拌至(沸)糊化,冷却,备用。

（2）软材制备:分次加入淀粉浆适量至碳酸氢钠乳钵中研匀使成软材。

（3）湿颗粒制备:将软材于 16～18 目筛上,用手掌轻压过筛使成湿颗粒。

3. 干燥、整粒　将湿颗粒置烘箱中,50 ℃以下烘干,干颗粒通过 18～20 目过筛整粒,加入 3%硬脂酸镁混匀。

4. 压片　试压片、调片重、调压力,然后正式压片。

（四）实施注意事项

1. 淀粉浆的制备采用水浴加热,且时间不宜过长。

2. 加浆时温度不宜超过 50 ℃,否则碳酸氢钠易分解。制软材时以"握之成团,轻压即散"为度。干燥时间约 30 分钟,每隔 15 分钟将颗粒轻轻翻动,使颗粒均匀干燥。

工艺流程图如图 15-1:

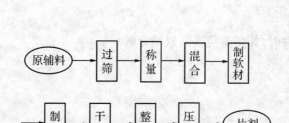

图 15 - 1　片剂的制备工艺流程

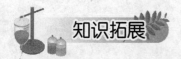
知识拓展

旋转式压片机的压片工艺流程

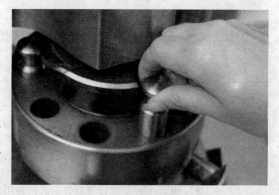

　　旋转式压片机的冲模数不是一个,而是多个,冲模逐一进入工作区域(图 15 - 2)。其流程:①下冲转到加料器之下时,下冲的位置趋低,致使物料颗粒流入中模模腔。上冲升起让开加料器。②下冲转到充填轨时,保证了一定的充填量。③下冲转到计量轨时,经刮粉器将多余的物料颗粒刮去,保证了剂量的准确,(有时将充填轨与计量轨做在一起)。④当上下冲转到上下两压

图 15 - 2　旋转式压片机

轮之间,两冲之间的距离为最小,即压缩成片。⑤下冲转到顶出轨时,下冲把中模模腔内的片子逐渐顶出,直至下冲与中模的上缘相平。⑥药片被拦片板推开。以上工序,旋转式压片机以多个冲模的形式周而复始。

思考题

1. 简述片剂常用的赋型剂,各举例说明。

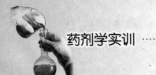

2. 制备碳酸氢钠片时,如何避免碳酸氢钠分解?

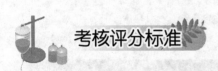 考核评分标准

片剂的制备技能考核评价标准

班级:　　　　　姓名:　　　　　学号:　　　　　得分:

测试项目	技能要求	分值	得分
实训准备	1. 着装整洁,卫生习惯好 2. 实验内容、相关知识,正确选择所需的材料及设备,正确洗涤	5	
实训记录	正确、及时记录实验的现象、数据	10	
实训操作	1. 按照实际操作计算处方中的药物用量,正确称量药物 2. 按照实验步骤正确进行实验操作及仪器使用。按时完成:	10	
	复方碳酸氢钠片的制备: (1) 原辅料处理 取碳酸氢钠与淀粉通过 80 目筛,置乳钵中研磨混匀 (2) 制湿粒 ①10％淀粉浆制备:称取淀粉 5 g,缓缓加入纯化水 45 ml,水浴加热搅拌至(沸)糊化,冷却,备用 ②软材制备:分次加入淀粉浆适量至碳酸氢钠乳钵中研匀使成软材 ③湿颗粒制备:将软材于 16～18 目筛上,用手掌轻压过筛使成湿颗粒 (3) 干燥、整粒:将湿颗粒置烘箱中,50 ℃以下烘干,干颗粒通过 18～20 目过筛整粒,加入 3％硬脂酸镁混匀 (4) 压片:试压片、调片重、调压力,然后正式压片	50	
成品质量	本品为棕色或棕褐色的颗粒,颜色均匀一致,鉴别、粒度、水分、溶化性均应符合《中国药典》要求	10	
清场	按要求清洁仪器设备、实验台,摆放好所用药品	5	
实训报告	实验报告工整,项目齐全,结论准确,并能针对结果进行分析讨论	10	
合计		100	

监考教师:　　　　　　　　　　　　　　考核时间:

实训十六　片剂的包衣

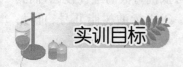

实训目标

在模拟仿真生产环境下完成片剂的包衣操作。要求:
1. 通过薄膜包衣片的制备,熟悉包薄膜衣片的工艺。
2. 熟悉包衣常见的问题及解决方法。

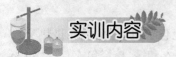

实训内容

(一)实训相关知识

片剂包衣是指在片剂表面包上一层物料,使片内药物与外界隔离。包上的物料称为"衣料",被包的压制片称为"片心",包成的片剂称为"包衣片"。片剂包衣的目的如下:①增加药物的稳定性;②掩盖药物的不良气味;③控制药物释放的部位;④控制药物的释放速度;⑤改善片剂的外观。

1. 包衣的种类　片剂的包衣一般分为薄膜衣、糖衣、肠溶衣三种。

(1) 薄膜衣:薄膜衣是指以高分子聚合物为衣料形成的薄膜衣片,又称保护衣。优点:①节省辅料,衣层薄而增重少;②操作简化,生产周期短;③衣层牢固强度好,对片剂崩解影响小。缺点:①有机溶媒耗量大;②美观作用差,不能完全掩盖片剂原有色泽。

常用薄膜衣材料有:①纤维素类及其衍生物:常用成膜材料。如羟丙基甲基纤维素(HPMC)、羟丙基纤维素(HPC)。②丙烯酸树脂类聚合物:常用成膜材料。国外商品名为"Eudragit",有胃溶型、肠溶型、不溶型等多种型号。③聚乙烯吡咯烷酮:常用成膜材料。④水溶性增塑剂:甘油、聚乙二醇、丙二醇。⑤非水溶性增塑剂:蓖麻油、乙酰化甘油酸酯、邻苯二甲酸酯。

(2) 糖衣:糖衣物料包括糖浆(有色糖浆)、胶浆、滑石粉、白蜡等。包糖衣工序为:包隔离层、粉衣层、糖衣层、有色糖衣层、打光。

①隔离层:系指包在片心外的起隔离作用的胶状物衣层。将片心与糖衣层隔离,防止药物吸潮变质及糖衣被破坏。包隔离层物料多用胶浆或胶糖浆,另加少量滑石粉。一般包4~5层。

②粉衣层(粉底层):系指使衣层迅速增厚,消除药片原有棱角,为包好糖衣层打基础的衣料层。包衣物料为糖浆及滑石粉等。一般包15~18层。

③糖衣层:系指由糖浆缓缓干燥形成的蔗糖结晶体连接而成,增加衣层的牢固性和甜味,使

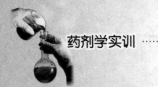

片面形成坚实、平滑的衣料层。一般包 10～15 层。

④有色糖衣层：为增加美观，便于区别不同品种的色衣或色层。见光易分解破坏的药物包深色糖衣层有保护作用。先用浅色糖浆，颜色由浅渐深，易使色泽均匀。一般包 8～15 层。

⑤打光：在包衣片衣层表面打上薄薄一层的虫蜡。使片衣表面光亮，且有防潮作用。

（3）肠溶衣：适用于凡药物易被胃液（酶）所破坏、对胃有刺激性，或需要在肠道发挥疗效者。

肠溶衣物料：必须具有在不同 pH 溶液中溶解度不同的特性，可抵抗胃液的酸性侵蚀，而到达小肠时能迅速溶解或崩解。常用肠溶衣物料主要有以下品种。①丙烯酸树脂Ⅱ号、Ⅲ号；②邻苯二甲酸醋酸纤维素（CAP）；③虫胶。

2. 包衣的方法　常用的方法有：

（1）滚转包衣法：可用于包糖衣、薄膜衣和肠溶衣。

（2）流化床包衣法：适于包薄膜衣。

（3）压制包衣法：适用于包糖衣、肠溶衣或药物衣，也适用于长效多层片的制备，或有配伍禁忌药物的包衣。

3. 包衣设备　高效包衣机从热交换形式分有孔包衣机和无孔包衣机，有孔包衣机热交换效率高，主要用于中西药片剂、较大丸剂等的有机薄膜衣、水溶薄膜衣和缓、控释包衣，无孔包衣机热交换效率较低，常用于微丸、小丸、滴丸、颗粒制丸等包制糖衣、有机薄膜衣、水溶薄膜衣和缓、控释包衣。

高效包衣机从生产规模分生产型高效包衣机和实验型高效包衣机。生产型高效包衣机是一种高效、节能、安全、洁净、符合 GMP 要求的机电一体化设备，为药品生产的包衣新工艺提供了可靠的设备保障，在提高药品质量与有效期方面发挥了重要作用。

高效包衣机的工作原理是将被包衣的片芯在包衣机的滚筒内通过可编程序控制系统的控制，使之不断地、连续地、重复地做出复杂的轨迹运动，在运动过程中，由控制系统进行可编程序控制，按工艺顺序及参数的要求，将介质经喷枪自动地以雾状喷洒在片芯的表面，同时由热风柜提供经 10 万级过滤的洁净热空气，穿透片芯空隙层，片芯表面已喷洒的介质和热空气充分接触并逐步干燥，废气由滚筒底部经风道由排风机经除尘后排放，从而使片芯形成坚固、光滑的表面薄膜。

高效包衣机整机由一台主机、一台热风机、一台排风机和 PLC（或 CPU）控制面板，糖浆气动搅拌机等主要部分组成。

（1）主机：是包衣机的主要工作间，电机采用防爆电机，内有包衣滚筒，滚筒由不锈钢筛孔板组成，门上装有活动杆，杆端装有可调介质喷枪（10 型以下单只喷枪、40 型单只喷枪、80 型两只喷枪、150 型三只喷枪），喷枪均选用日本进口的喷枪，该枪具有自动顶针、扇形面宽、角度可调、不沾料之优点。滚筒的主传动系统为变频器控制的变频调速机，滚筒的两边设之热风进风风道与排风风道，风道均安装有亚高效和高效过滤器，确保进入工作间的热风级别达到 10 万级以上。

（2）热风机：是主机的热源供应系统，主要由低噪声轴流风机、过滤器、不锈钢 U 型加热器等组成。主机所需的热风经热交换器将所需温度加热至 80 ℃以上时由热风机强制型送入包衣

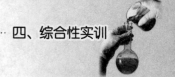

机的工作间供主机生产之用。

（3）除尘排风机：由离心通风机、壳体袋装过滤器、振动机构、集灰抽屉等组成。主要是通过排风机的工作使包衣滚筒工作区形成负压状态，再经过纺布袋装集灰后的废气排放，并使外排气体符合 GMP 之要求，其间除尘排风机的功率一定大于热风机的功率，振动电机主要为集灰之用。

（4）系统可编程序控制器（PLC）　主机是包衣机的主要工作间，电机采用防爆电机，内有包衣滚筒，滚筒由不锈钢筛孔板组成，门上装有活动杆，杆端装有可调介质喷枪（10 型以下单只喷枪、40 型单只喷枪、80 型两只喷枪、150 型三只喷枪），喷枪均选用日本进口的喷枪，该枪具有自动顶针、扇形面宽、角度可调、不沾料之优点。滚筒的主传动系统为变频器控制的变频调速机，滚筒的两边设置热风进风风道与排风风道）或轻触面板（CPU）安装在包衣机的主机上部，是整套设备的电器控制系统。全程控制、设定、显示整套机组的工作状态，其中程序控制器采用德国西门子公司控制器加上日本 HAKKO 公司的工业图形显示器（触摸屏）、模拟量温控模块、自电源—系统自检—两组加热送风机—引风机—变频传动—振动电机—断路报警，全程设备与控制，具有美观、操作简单、性能稳定等优点。

（二）实训所需仪器与材料

1. 仪器　高效包衣机。
2. 材料　素片、包薄膜衣材料（欧巴代Ⅱ固体粉末）。

（三）实施要点

1. 包衣液的配制　称取包衣材料 5 g，80％乙醇 95 g，在搅拌状态下撒入包衣材料，以不结块为宜，且应一次性慢慢撒入，然后继续搅拌 45 分钟。

2. 包衣操作　取素片适量，置高效包衣锅内，吹热风使素片预热至 40 ℃，喷入包衣液，先吹 40 ℃热风 1～2 分钟，再改吹 60 ℃热风 5～10 分钟，干燥后再重复喷液、吹风干燥共 8～10 次，即得。

（四）实施注意事项

1. 要求素片较硬、耐磨，包衣前筛去细粉，以使片面光洁。
2. 包衣操作时，喷速与吹风速度的选择原则是，使片面略带润湿，又要防止片面粘连。温度不宜过高或过低。温度过高则干燥太快，成膜不均匀；温度太低则干燥太慢，造成粘连。

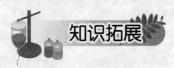

薄膜衣易发生的缺陷

①起泡：基片表面薄膜衣局部起泡，形成带泡衣层。②污浊：衣层暗浊。③白斑：白色斑点或模糊不清，通常在不含色料的薄膜衣上观察到。④标识架桥：薄膜脱离基片的标识部分，形成

一条跨过标识的架桥,架桥形成之后,标识不能被辨认。⑤气泡:气体雾化过程中,未破裂的泡沫使薄膜中保留小气泡。⑥缺口:片剂边缘的薄膜衣缺口或凹进。⑦色泽差异:由其名即可说明。⑧龟裂:用于描述片剂顶部的薄膜衣破裂。裂纹本身很微小,并且龟裂现象通常比较容易观察到,但有时要放大才能看到。⑨火山凹坑:膜表面产生类似火山口样的小坑。⑩剥落:包衣有缺损部分,基片暴露,常会兼有龟裂和开裂。⑪填充不实:药片标识上有固体物质(如喷雾干燥的滴状物)的存在。这种现象与标识架桥不同,但外观可能相同。⑫花斑:包衣颜色分布不均匀。⑬皱皮:用于描述粗糙的衣膜,外观类似橘子皮。⑭剥皮:衣层剥落。通常与片剂边缘的开裂有关。⑮短暂粘结:片剂或多颗粒包衣过程中短暂的粘附在一起,而后又分开。这种情况会形成部分未包衣的表面,但在包衣过程中却很难发现。⑯针孔:泡沫破裂后,薄膜衣层内形成塌陷的小孔。⑰麻点:基片或丸芯表面有麻点,薄膜衣本身无任何可见破坏。⑱粗糙:薄膜纵截面不整,从而影响其平滑度及外观,如光泽。⑲开裂:片剂周边薄膜衣破裂。

 思考题

1. 薄膜包衣材料应具备哪些条件? 在包衣过程中哪些因素对包衣质量影响较大? 如何控制、调整?

2. 什么情况下需要包衣?

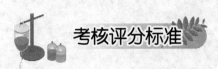

考核评分标准

片剂的包衣技能考核评价标准

班级：　　　　姓名：　　　　学号：　　　　得分：

测试项目	技能要求	分值	得分
实训准备	1. 着装整洁,卫生习惯好 2. 预习实验内容、相关知识,正确选择所需的材料及设备,正确洗涤	5	
实训记录	正确、及时记录实验的现象、数据	10	
实训操作	1. 按照实际操作计算处方中的药物用量,正确称量药物	10	
	2. 按照实验步骤正确进行实验操作及仪器使用,按时完成:		
	(1) 包衣液的配制:称取包衣材料 5 g,80%乙醇 95 g,在搅拌状态下撒入包衣材料,以不结块为宜,且应一次性慢慢撒入,然后继续搅拌 45 分钟		
	(2) 包衣操作:取素片适量,置高效包衣锅内,吹热风使素片预热至 40 ℃,喷入包衣液,先吹 40 ℃热风 1～2 分钟,再改吹 60 ℃热风 5～10 分钟,干燥后再重复喷液,吹风干燥共 8～10 次,即得	50	
成品质量	片面色泽是否均匀一致,表面是否有缺陷(碎片粘连和剥落、起皱和橘皮膜、起泡和桥接、色斑和起霜等	10	
清场	按要求清洁仪器设备、实验台,摆放好所用药品	5	
实训报告	实验报告工整,项目齐全,结论准确,并能针对结果进行分析讨论	10	
合计		100	

监考教师：　　　　　　　　考核时间：

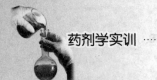

实训十七　片剂的包装与储存

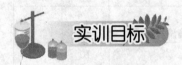
实训目标

在模拟仿真生产环境下完成片剂的包装与储存。要求：
1. 通过片剂包装,掌握片剂的包装工艺。
2. 熟悉片剂的储存要求。

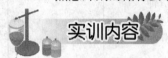
实训内容

(一)实训相关知识

1. 片剂包装的功能　药品包装具有保护功能,药品包装必须保证药品在整个有效期内药效的稳定性。合适的药品包装对于药品的质量起到关键性的保护作用。

(1)防止有效期内药品变质:应该将包装材料的保护功能作为防止药品变质的要素考虑。

(2)防止药品运输、贮存过程中受到破坏:药品运输和贮存过程中难免受到堆压、冲击、振动,可能造成药品的破坏和散失。要求外包装应当有一定的机械强度,起到防震、耐压和封闭作用。

(3)药品包装的标示功能

1)标签与说明书:标签和药品说明书上应科学准确地介绍药品的基本内容,便于识别和使用。

2)包装标志:包装标志是为了药品分类、运输、贮存和临床使用时便于识别和防止差错。一般除有品名、装量等常规标识外,还有对剧毒、易燃、易爆、外用等药品的特殊安全标志和防伪标志。

(4)包装便于使用和携带

1)单剂量包装:方便使用和销售,减少药品浪费。可采用一次性包装和疗程包装。

2)配套包装:分为使用方便式和旅居治疗式的配套包装。

3)小儿安全包装:方便给药同时防止儿童误食。

(5)促进销售:药品包装是消费者购买的最好媒介,其消费功能是通过药品包装装潢设计来体现的。

2. 片剂包装类型与设备

（1）片剂包装类型：包装是片剂生产的最后一道工序。对于片剂的包装类型主要有三类：①自动制袋装填包装；②泡罩式包装（PTP），又称为水泡眼包装或压穿式包装；③瓶包装或袋装之类的散包装，瓶包装包括玻璃瓶和塑料瓶包装。

（2）片剂包装设备：自动制袋装填包装与泡罩式包装（PTP）设备已在颗粒剂和胶囊剂的填充、包装部分详述，在此仅介绍瓶装生产设备。装瓶生产线一般包括理瓶机构、输瓶轨道、计数机构、理盖机构、旋盖机构、封口装置、贴签机构、打批号机构、电器控制部分等（图 17 - 1）。

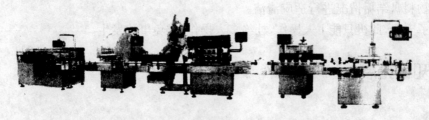

图 17 - 1 装瓶生产线图

（二）实训所需仪器与材料

1. 仪器 瓶装包装机。
2. 材料 药用空瓶、铝箔、蜡纸等。

（三）实施要点

1. 操作前准备

（1）操作人员按进出一般生产区更衣规程、进出洁净区人员更衣规程进行更衣。

（2）检查操作间是否有清场合格标志，并在有效期内。否则按清场标准操作规程进行清场并经 QA 人员检查合格后，填写清场合格证，才能进行下一步操作；将"清场合格证"附入批生产记录。

（3）检查包装设备是否有"正常"标示牌，并对设备进行检查，确认设备正常，方可使用。

（4）根据"批生产指令"填写领料单，到仓储领取包装材料。

（5）挂运行状态标志，进入操作。

2. 生产操作

（1）开机前准备工作。

（2）安放包装材料。

（3）调整设备运行参数。

（4）计数调整。

（5）包装速度调整。

（6）开机运行（见使用说明书）。

3. 生产结束

（1）将剩余包装材料收集，标明状态，交中间站。

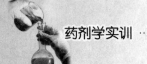

(2) 按《包装设备清洁操作规程》、《包装车间清场操作规程》对设备、房间进行清洁消毒。

(3) 填写清场记录,经 QA 检查员检查合格,在批生产记录上签字,并签发"清场合格证"。

(4) 片剂应储存于密闭、阴凉、干燥、避光处。

(四)实施注意事项

1. 机器在正常运行过程中,注意热封器热封面的清洁干净,杜绝热封表面污垢,发现有污垢应停机用铜刷将污垢刷掉(或用半干湿毛巾清洁)保证热封效果。

2. 视物料盘结垢情况进行适应清洁。

3. 为了安全,此机只能1人操作,杜绝多人操作,避免事故发生。

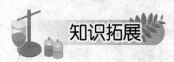
知识拓展

贴标机构

目前较广泛使用的标签有:压敏(不干)胶标签、热教性标签、收缩筒形标签等。

压敏胶通称不干胶系教弹性体。压敏胶是由聚合物、填料及溶剂等组成。用于胶带、标签的聚合物多为天然橡胶、丁苯橡胶等,通称为橡胶型压敏胶。涂有压敏胶的标签由黏性纸签与剥离纸构成。应用于贴标机的压敏胶标签在印刷厂以成卷的形式制作完成,即在剥离纸上定距排列标签,然后绕成卷状,使用时将标签与剥离纸分开标签即可贴到瓶上。图 17-2 为压敏胶贴标机原理示意图。其主要组成有标签卷、带供送装置、剥标刃、卷带轮、贴标轮、光电检测装置等。贴标主要过程为:剥标刃将剥离纸剥开,标签由于较坚挺不易变形,与剥离纸分离,径直前行与容器接触,经滚压被贴到容器表面。压敏胶贴标机结构简单、生产能力大,且可满足不同形状大小容器的贴标。

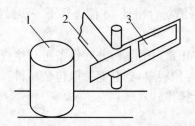

图 17-2 压敏胶贴标示意图
1. 瓶体 2. 剥离纸 3. 压敏胶标签

思考题

1. 片剂的包装类型有哪几种？

2. 结合实训总结片剂包装的注意事项。

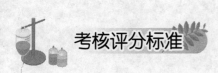

考核评分标准

片剂的包装技能考核评价标准

班级：　　　　　姓名：　　　　　学号：　　　　　得分：

测试项目	技能要求	分值	得分
实训准备	1. 着装整洁，卫生习惯好 2. 预习实验内容、相关知识，正确选择所需的材料及设备，正确洗涤	5	
实训记录	正确、及时记录实验的现象、数据	10	
实训操作	1. 按照实际操作正确领取物料	10	
	2. 按照实验步骤正确进行实验操作及仪器使用，按时完成： （1）开机前准备工作； （2）安放包装材料； （3）调整设备运行参数； （4）计数调整； （5）包装速度调整； （6）开机运行	50	
成品质量	包装整洁、外观良好、无破损变形等	10	
清场	按要求清洁仪器设备、实验台，摆放好所用药品	5	
实训报告	实验报告工整，项目齐全，结论准确，并能针对结果进行分析讨论	10	
合计		100	

监考教师：　　　　　　　　　　　　　　考核时间：